Atmung
Stimme
Bewegung

Clara Schlaffhorst (1863–1945) und **Hedwig Andersen** (1866–1957) wurden beide in Memel als Töchter angesehener Handwerker geboren.

Clara Schlaffhorst wurde durch Gesangsunterricht die Stimme verdorben, Hedwig Andersen, die Klavierlehrerin, hatte Schwierigkeiten mit ihrer Lunge. Durch einen Königsberger Arzt wurden sie auf das Buch „Die Kunst des Atmens" von dem in Amerika lebenden Leo Kofler aufmerksam gemacht, das sie vom Englischen ins Deutsche übersetzten und veröffentlichten.

Auf der Grundlage der dort angegebenen Atemübungen entwickelten sie im Laufe von Jahrzehnten ihre ganz eigene, sehr differenzierte Atem- und Stimmarbeit und begründeten auf ihr eine Schule, die „Schule Schlaffhorst-Andersen". Die Wirkungsorte haben mehrfach gewechselt. Beginn der gemeinsamen Arbeit zu Beginn des 20. Jahrhunderts war Berlin, dann Rotenburg an der Fulda („Rotenburger Schule") und ab 1926 Hustedt bei Celle, nachdem sie 1926 erstmals im Rahmen der „Rotenburger Woche" mit ihren Erkenntnissen an die Öffentlichkeit getreten waren. Eine private Mittelschule wurde in Rotenburg als Versuchsschule für die begleitende Arbeit an Atmung und Stimme von Clara Schlaffhorsts Schwester geleitet, bis die Nationalsozialisten alle Privatschulen schlossen. Und der „Frauenchor Schlaffhorst-Andersen" erregte in der dreißiger Jahren in Deutschland große Aufmerksamkeit.

Leider wurde die Schule 1942 nach Seefeld in Pommern verlegt, weil in Hustedt ein Militärflugplatz gebaut werden sollte. So ging bei Kriegsende der gesamte Besitz verloren. Clara Schlaffhorst starb kurz vor Einmarsch der Russen, Hedwig Andersen konnte nach Schleswig-Holstein entkommen.

Schülerinnen der beiden Frauen bauten die Schule 1949 in Lieme in Lippe unter primitiven Verhältnissen neu auf, bis 1961 die Arbeit in Schloss Eldingen bei Celle unter der Trägerschaft des „Freundeskreises der Schule Schlaffhorst-Andersen" in würdigem Rahmen weitergehen konnte.

Seit 1982 ist der Träger der Schule das „Christliche Jugenddorfwerk Deutschlands" und der Standort jetzt Bad Nenndorf bei Hannover. Die Schule ist heute staatlich anerkannte Berufsfachschule zur Ausbildung von Atem-, Sprech- und Stimmlehrern und -lehrerinnen in sechs Semestern.. Die dort Ausgebildeten arbeiten in therapeutischer, pädagogischer und künstlerischer Richtung.

Die Anschrift der CJD-Schule Schlaffhorst-Andersen ist:
Bornstraße 20 in 31542 Bad Nenndorf, Tel. (05723) 9418 0
www.cjd-schlaffhorst-andersen.de

Der „Freundeskreis der Schule Schlaffhorst-Andersen e. V." ist als gemeinnützig anerkannt und hat die Pflege und Förderung und die Verbreitung der Lehre zur satzungsgemäßen Aufgabe. Die Anschrift der Geschäftsstelle ist:
Neue Straße 21 A in 30974 Wennigsen
www.freundeskreis schlaffhorst-andersen.de
www.schlaffhorst-andersen.net
info@schlaffhorst-andersen.net

Die Adressen von ausgebildeten Lehrkräften sind zu erfahren über den „Deutschen Bundesverband der Atem-, Sprech- und Stimmlehrer/innen, Lehrervereinigung Schlaffhorst-Andersen e. V." (dba).
Die Anschrift der Geschäftsstelle ist:
Holstenwall 12 in 20355 Hamburg, Tel. (040) 357 138 00

info@dba-ev.de

HEIDI NOODT

ATMUNG
STIMME
BEWEGUNG

GRUNDELEMENTE DER LEHRE VON
CLARA SCHLAFFHORST
UND HEDWIG ANDERSEN

MIT ÜBUNGSBEISPIELEN

Für Atem-, Sprech- und Stimmlehrer / innen
und die es werden möchten.
Für Angehörige verwandter Berufe.
Und für interessierte Laien.

Hinweis

Das vorliegende Buch ist kein Lehrbuch. Es zeigt grundsätzliche Gedanken und Übungswege auf, die dazu anregen können, sich näher mit der Materie zu beschäftigen. Um die Übungen gewinnbringend anwenden zu können, ist zwingend eine ausgebildete Lehrkraft erforderlich, die die notwendigen individuellen Anpassungen vornehmen und kontrollierend eingreifen kann.

Bibliografische Information der Deutschen Nationalbibliothek:
Die Deutsche Nationalbibliothek verzeichnet diese Publikation in der Deutschen Nationalbibliografie; detaillierte Daten sind im Internet über
http://dnb.d-nb.de abrufbar.

© 2006 HEIDI NOODT
Satz, Umschlagdesign, Herstellung und Verlag: Books on Demand GmbH, Norderstedt
ISBN 10: 3-8334-5367-2
ISBN 13: 978-3-8334-5367-0

INHALTSVERZEICHNIS

VORWORT   9

EINLEITUNG   13

I. RHYTHMUS   21

  1. Der dreiteilige Rhythmus in der Bewegung   21

  2. Der dreiteilige Atemrhythmus   24

  3. Bewegungsrhythmus und Atmung   28

II. DAS „SCHWINGEN"   33

  Kreisen   33

  Schwingen   33

  „Atemschriftzeichen"   34

  Schreiben   35

  „Rhythmische Stunde",   35

  Fünf „Regenerationswege"   36

  Schwingen des ganzen Körpers   36

  Bewegungsarbeit mit Kindergruppen   38

III. LEIBANSCHLUSS   42

  1. Was ist „Leibanschluss"?   42

  2. Wie ist „Leibanschluss" zu erarbeiten?   43

    a) Anschluss der Atembewegung an die Leiborgane   43

    b) Anschluss der Leiborgane an die Stimmschwingungen   50

    c) Anschluss der „Urkräfte" an die Tonerzeugung   54

IV. „KOPFANSCHLUSS"   56

   1. Luftführung in die Nase   56

   2. Durchdringung des Kopfes mit Stimmschwingungen   59

   3. „Kopfkräfte", die in der Stimme wirksam werden   60

V. VERBINDUNG VON KOPF- UND LEIBANSCHLUSS   63

VI. ATMUNG UND STIMME   67

   1. Die Stimme als „Atemorgan"   67

   2. Luftergänzung beim Sprechen und Singen (Phonationsatem) 68

   3. Anbindung der Stimme an die Atemkraft   71

     A) Vom Strömungskonsonanten zum Halbklinger   74

     B) Vom Hauch zum abfedernden Vokal   79

     C) Vom Explosivkonsonanten zur „Lautkraft"   82

     D) „Naturlaute" und „Lautrhythmen", „Kulturlaute"   87

     E) Vom Flüstern zum Tönen, „Urlaute"   94

VII. „EIGENBEWEGUNG DER STIMME"   107

   Die Idee der „Septime"   108

VIII. GRUNDSÄTZLICHES   116

   Achtsamkeit, Präsenz   116

   „Echtheit"   117

   Lassen, Zulassen   118

   Esoterisch?   120

   Ausgleich der „Kräfte"   121

   „Schlaffhorstisch" arbeiten   122

   Einfühlen   123

   Denken   124

SCHLUSSGEDANKEN _____ 126

ANHANG _____ 127

DAS SPRACHQUADRAT   128
  1. Seine Hintergründe   128
  2. Möglichkeiten und Sinn der Handhabung 136
    Wozu soll das alles nun gut sein? 139
    Übungstexte mit wachsenden Schwierigkeiten 143

DIE DEUTSCHEN SPRACHLAUTE   145
  1. Einige Gedanken voraus   145
  2. Die einzelnen Laute   147
    A) Strömungskonsonanten   147
    B) Halbklinger   148
    C) Explosivkonsonanten (Verschlusslaute) 150
    D) Hauchlaut H   153
    E) Vollklinger   154
      Das L nimmt unter den Vollklingern eine Sonderstellung ein 155
    F) Vokale   157
      1. „Grundvokale" 157
      2. Umlaute   160
      3. Vokalreihen   162
      4. Doppellaute   162
  3. Schlussbetrachtung   163

LITERATURHINWEISE _____ 164

VORWORT

Als ich vor mehreren Jahrzehnten zum ersten Mal mit der Arbeit nach Schlaffhorst und Andersen in Berührung kam, wurde meine Neugier sofort geweckt, und der Wunsch kam auf, mehr davon zu erfahren. Das war aber nicht so einfach. Nicht, dass das Wissen und Tun geheim gehalten wurde, durchaus nicht, aber es erschloss sich mir nur sehr langsam.

Das morgendliche Schwingen genoss ich: Es regte Atmung und Kreislauf an, und dennoch blieb die innere Ruhe erhalten.
  Die Atemschriftzeichen faszinierten mich: Die rhythmischen Bewegungen, die sich bildende Gestalt vor mir und die Wirkung in mir wurden nach und nach zu einer wohltuenden Einheit.
  Der allgegenwärtige dreiteilige Rhythmus – bewusst wahrgenommen – blieb für mich ein nachhaltiges Erlebnis.

Doch hatte ich nur selten den Eindruck, tiefer in das Verständnis, in das Wesentliche der Arbeit nach Schlaffhorst und Andersen vorzudringen.
  Das Erlebbare, das seelisch und körperlich Erfahrbare genügte dazu nicht.
  Neben diesem Geschehen bedarf es der Möglichkeit, die Zusammenhänge und Wirkweisen gedanklich zu durchdringen und sie somit kognitiv begründbar und verfügbar zu machen. Das wiederum ist nur durch eine zutreffende Versprachlichung zu erreichen.

Clara Schlaffhorst und Hedwig Andersen hatten dafür Grundlagen geschaffen, sie hatten für leib-seelische Vorgänge und physiologische Abläufe Begriffe geprägt und sie mündlich an ihre Schüler/innen weitergegeben. Inzwischen sind Jahrzehnte vergangen, das Sprachverständnis hat sich gewandelt, die Kenntnisse in Anatomie und Physiologie sind umfangreicher geworden, und nicht zuletzt hat die mündliche Weitergabe der fachspezifischen Begriffe die Zuordnung zu Sachverhalten verwischt.

Es ist ein Mangel entstanden, ein Mangel an inhaltlich eindeutiger Terminologie.

Es droht auch ein Verlust, ein Verlust an spezifischen Kenntnissen und Vorgehensweisen an dem, was es zu beobachten gilt und wie das Wahrgenommene auszuwerten ist.

Begriffe und Sachverhalte stehen in einem unlösbaren Zusammenhang.

Das Kant'sche Wort kann hier wohl als zutreffend angeführt werden:

„Anschauungen ohne Begriffe bleiben blind.
Begriffe ohne Anschauungen bleiben leer."

Dem sprachlichen Mangel und dem drohenden Substanzverlust in der Arbeit nach Schlaffhorst und Andersen will Heidi Noodt mit ihren Ausführungen entgegenwirken. Sie kann aus einem reichen Erfahrungsschatz ihrer langjährigen und vielseitigen Arbeit als Atem-, Sprech- und Stimmlehrerin schöpfen. Sie hat in engem Kontakt mit den „Schlaffhorsterinnen" der ersten Generation gestanden, also den Frauen, die von Clara Schlaffhorst und Hedwig Andersen ausgebildet worden waren. Von Frauen dieser Generation erhielt sie ihre berufliche Grundlage, über Jahrzehnte hielt sie Kontakt zu ihnen.

Heute steht sie als Praxisanleiterin mit der heranwachsenden Generation der Atem-, Sprech- und Stimmlehrer/innen in unmittelbarem Lehr-/Lerngeschehen.

Dieser jungen Generation möchte sie vor allem mit ihrem Buch dienen. Sie möchte die Vielfalt des beruflichen „Handwerkszeuges" und seine sinnvolle Anwendung aufzeigen und selbstverständlich auch auf die erforderliche Versprachlichung hinweisen.

Bei sorgfältigem Lesen lässt sich noch eine andere, eine übergeordnete Dimension erkennen: Nach Clara Schlaffhorst hat der Mensch ein hohes Maß an Verantwortung für die Entfaltung seiner ihm eigenen Fähigkeiten, seines Personseins. Atmung, Stimme und Bewegung sind dabei von herausragender Bedeutung. Wer als geschulte Lehrperson mit anderen an deren Stimme und Atmung arbeitet, sollte sich stets bewusst sein, tiefer, weiter oder höher zu wirken, als die physiologischen Reaktionen es vermuten lassen.

Ich wünsche dem Buch eine gute Aufnahme unter denen, für die es geschrieben

worden ist. Möge es von seinen Besitzern immer wieder zur Hand genommen werden.

Dr. Anna-Paula Kruse, Wunstorf, im Mai 2006

EINLEITUNG

Hedwig Andersen hat in ihren letzten Lebensjahren darauf hingewiesen, dass jede Generation der in der Arbeit an Atmung und Stimme Stehenden ihren eigenen Weg und ihre Art und Weise zu arbeiten neu finden müsse. Und Prof. Vogler, der Mediziner und in den sechziger Jahren der Vorsitzende des Trägervereins der Schule, sagte in einem Vortrag:

> *„… Das Werk von Clara Schlaffhorst (und Hedwig Andersen) ist ja kein abgeschlossenes und überhaupt abschließbares … Ihr Werk ist in ständiger Erneuerung, in steter Entwicklung, in fortlaufender Ausbreitung …"*

Die heutige Ausbildungsstätte, die *CJD-Schule Schlaffhorst-Andersen* in Bad Nenndorf, wird diesen Ansprüchen gerecht. Die wissenschaftlichen Erkenntnisse auf dem Gebiet von Atmung und Stimme in den letzten Jahren sind enorm, und die Schule nimmt sie auf, gibt sie an die Auszubildenden weiter und sorgt so dafür, dass die Atem-, Sprech- und Stimmlehrer / innen auf dem neuesten Stand und Ärzten und Kollegen anderer Richtungen gegenüber in ihrem Wissen gleichwertig sind. Das ist ein wichtiger Aspekt der Ausbildung.

Es gibt aber keine Entwicklung, die nicht ihre Risiken in sich trüge. So begegnet mir von Schüler / innen und jungen Kollegen / innen immer wieder die Frage, was eigentlich das spezifisch „Schlaffhorstische" an der Arbeit sei, die sie gelernt haben.

Durch diese Fragen und die Versuche ihrer Beantwortung in den verschiedenen Arbeitsgruppen hat sich mit der Zeit herauskristallisiert, was trotz aller neuen Erkenntnisse an Altbewährtem unbedingt erhalten bleiben muss, wenn man die Grundgedanken von Clara Schlaffhorst und Hedwig Andersen nicht aufgeben möchte. Und sie sollten bewahrt werden, damit die Schule nicht nur eine Fachschule für Atmung und Stimme ist, sondern sie die „Schule Schlaffhorst-Andersen" bleiben kann.

Von diesem „Altbewährten", also den grundsätzlichen, wesentlichen Ideen von Clara Schlaffhorst und Hedwig Andersen, soll diese Niederschrift handeln.
    Dabei bin ich mir sehr bewusst, dass meine Sicht subjektiv sein muss. Ich kann

nur schreiben, was mir vermittelt wurde und was davon mir im Laufe der vielen Jahre als das Wesentliche in Erscheinung getreten ist. Etliche Gedankengänge der beiden Frauen, die in Briefen zu lesen sind, sind auch uns, die wir noch in relativer Nähe zu den Begründerinnen in die Lehre gingen, schon nicht mehr geläufig oder zugänglich. Und es liegt in der Natur der Sache, dass mit zeitlicher Entfernung vom Ursprung und mit verändertem Weltbild viele Dinge unklar werden oder ganz in Vergessenheit geraten.

Solche Gedankengänge und Erfahrungen waren es und auch die Bitten so mancher Kollegin, manches Kollegen, die mich bewogen haben, mein Wissen in schriftlicher Form festzuhalten. „Denn was man Schwarz auf Weiß besitzt …"

Das Allerwichtigste an der Lehre von Clara Schlaffhorst und Hedwig Andersen erscheint mir, dass die beiden Frauen zwar eine Schule für Atmung und Stimme gründeten, dass sie aber diese Lebensäußerungen nicht als Ziel ihrer Bemühungen ansahen. Das Ziel war der ganze Mensch, *die Entwicklung der gesamten Persönlichkeit*, das Aufschließen und Ins-Gleichgewicht-Bringen aller seiner ihm innewohnenden Kräfte. Dieses Ziel suchten sie über die Arbeit an den Atem- und Stimmfunktionen zu erreichen, sie erwiesen sich ihnen als ein idealer Zugang zu allen Bereichen des Menschen, weil diese Funktionen aus allen Bereichen gespeist werden. Diese Zusammenhänge sollten nie vergessen werden, damit aus der „ganzheitlichen" nicht die „ganzkörperliche" Arbeit werde – was allerdings in unserer symptomorientierten Zeit auch schon etwas Besonderes wäre … Die beiden Frauen haben oft betont, dass sie ihre Schule über die Bemühungen um die Funktionen hinaus als *Lebensschule* verstanden.

Ich bin sicher, dass dieser Aspekt auch heute, trotz der Ansprüche von Patienten und Krankenkassen, seine Bedeutung nicht verloren hat. Die Menschen sind tief innen, wenn auch oft unbewusst, voller Sehnsucht nach dem „Richtigsein", danach, in Einklang zu sein mit den Gesetzmäßigkeiten der Natur in ihnen, nach ruhigem Rhythmus, nach Ausgeglichenheit, nach tieferem Sinn. Eben das ist es, was viele Patienten in unseren Praxen – meist unbewusst – spüren und suchen, über den Wunsch hinaus, ihre Symptome kuriert zu bekommen. Dafür aber müssen unsere Auszubildenden an sich selbst so arbeiten lernen, dass sie ihr inneres Leben und ihr „Richtigsein" ausstrahlen. Ihr Arbeitsalltag wird dadurch erfüllter und befriedigender werden.

Über diesen Grundgedanken hinaus ist es die Erkenntnis des *dreiteiligen Lebensrhythmus*, die die gesamte Lehre wie ein roter Faden durchzieht. Von ihm wird als Erstes die Rede sein, vor allem auch davon, wie dieser Rhythmus praktisch zu erarbeiten und worauf dabei zu achten ist.

Dann ist *die Lehre von den „Kräften"* ein Gebiet, das mir wichtig erscheint, wenn man die verschiedenen Übungswege, ja sogar die Philosophie der beiden Frauen verstehen will, die hinter ihrem Tun steckt. Dieses „Schlafhorstische Denken" ist in unserer veränderten Welt immer schwieriger zu vermitteln. Auch die von ihnen benutzten Begriffe müssen neu interpretiert werden, es müssen Ausdrücke dafür gefunden werden, die uns Heutigen geläufig sind und das Verstehen erleichtern. Dazu gehört viel Einfühlungsvermögen in die Gedankenwelt, das geht nicht allein über die Logik.

Die beiden Frauen waren Praktikerinnen. Das will sagen, dass sie ihre philosophischen Erkenntnisse aus den leiblichen Erfahrungen ableiteten. So können auch wir Nachfahren uns am besten in ihr Denken hineintasten, wenn wir in ihrem Sinne leiblich arbeiten, wenn also ihre Ideen in unsere tägliche Lehre einfließen.

Aus dem so genannten *Sprachquadrat*, in dem Clara Schlaffhorst versuchte, die Entwicklungen, die über die Arbeit an Atmung und Stimme im Menschen erreicht werden können, graphisch darzustellen, ist diese „Kräftelehre", wie ich sie nennen möchte, ablesbar.

Aus ihr ergibt sich so etwas wie eine Struktur unserer gesamten Arbeit und damit ein klares Bewusstsein davon, wann bei welchem Patienten oder Klienten woran gearbeitet werden muss.

Ein besonders wichtiges Kapitel innerhalb der Erkenntnisse von Clara Schlaffhorst und Hedwig Andersen war die naturgegebene *Wechselbeziehung zwischen Stimminstrument und Atemfunktionen*. Begriffe wie „Lautkraft" und „Lange Stimme" resultieren daraus. Hierauf wird ausführlich eingegangen werden.

Und schließlich ist es noch die von den beiden Frauen so genannte *Eigenbewegung der Stimme*, die zu den Besonderheiten ihres Denkens und Arbeitens gehörte. Die einzigartige *Idee der Septime* gehört hierher.

Natürlich ist die Entwicklung des *Schwingens* eine wichtige und typische Erscheinung in der Lehre Schlaffhorst-Andersen. Darüber wurde verschiedentlich geschrieben, besonders ausführlich und sehr strukturiert von *Waltraut Seyd* in ihrem im Buchhandel befindlichen Buch „Schwingen und Atemmassage" (Neckar Verlag 1993), aber auch *Dore Jacobs* hat in ihrem Buch „Die menschliche Bewegung" unter der Überschrift „Sich Schwingen" detailliert beschrieben, welche unglaublichen Auswirkungen das von Schlaffhorst entwickelte Schwingen auf den Organismus hat. Und *Gisela Köpp* ist in ihrem Buch „Leben mit Stimme – Stimme mit Leben" (Bärenreiter Verlag 1995) innerhalb des Themas „Rhythmus" sehr feinfühlig auf das Schwingen eingegangen.

So ist es möglich, an dieser Stelle relativ kurz darüber zu berichten.

Alle die unterschiedlichen Aspekte und Erkenntnisse von Clara Schlaffhorst und Hedwig Andersen haben ihren Niederschlag gefunden in der Entwicklung der „Atemschriftzeichen" durch Gertrude Schümann in den fünfziger Jahren des letzten Jahrhunderts. Sie bilden eine Art Konglomerat der Arbeit Schlaffhorst-Andersen, es erscheinen die verschiedenen Grundideen in den „Zeichen" und im Umgang mit ihnen wie geronnen. Zu unserem großen Glück ist über sie von der Verfasserin selbst geschrieben worden. Das Buch ist im Handel erhältlich: „Die Atemschriftzeichen" (Verlag Florian Noetzel 1991).

Natürlich sind uns noch viele Übungsbereiche überliefert, die nicht in die bisher genannten Themen einzuordnen sind. Die Arbeitsweise Schlaffhorst-Andersen ist reich und vielfältig, und auf den Fundamenten baut jeder in ihr Tätige auf und fügt seine Varianten hinzu. Hinter all dieser Vielfalt steht die grundsätzliche Forderung, das *Bewusstsein* aufzuschließen für die differenzierten Vorgänge im Organismus. Bewusstsein zu schaffen ist aber auf diesem Gebiet ausschließlich über *Sensibilisierung* möglich. Nur wer die Funktionen, an denen er arbeitet, spürt, fühlen lernt, kann sie, wo nötig, verändern. Das ist der Weg, den Schlaffhorst / Andersen gegangen sind, und das muss unser Weg bleiben, wenn wir ihren Spuren folgen wollen.

Beobachten durch Einfühlen, ohne zu stören, behutsam da eingreifen, wo es förderlich und von den Naturgesetzen her möglich ist: Das ist die Grundlage der Atem- und Stimmkunst, die uns hinterlassen wurde.

Hieraus ergibt sich eine weitere Überlegung, die ich für äußerst wichtig halte: In der praktischen Anwendung am einzelnen Menschen lassen sich nur die wissenschaftlichen Erkenntnisse umsetzen, die *fühlbar* sind. Nehmen wir das Beispiel Stimminstrument. Ist es möglich, die vielen neu entdeckten Komponenten (Muskeln, Knorpel, Nervenversorgungen, Bewegungsmuster) über die Vorstellung ins Gefühl zu bekommen? Nur für die Bewegungen, die man fühlend wahrnehmen kann, sind spezifische Übungen sinnvoll. Bildhafte Vorstellungen können helfen, aber die Notwendigkeit der sinnlichen Wahrnehmung bleibt bestehen. So sind die einfacheren Modelle, die Schlaffhorst / Andersen damals nur zur Verfügung standen, in der Praxis leichter zu verwerten. Sie sind nur da aufzugeben, wo sie dem heutigen Wissen widersprechen.

Wir müssen unterscheiden zwischen zwei wesentlichen Anliegen: Dem berechtigten Anspruch der Vermittlung aller modernen Erkenntnisse der Wissenschaft an die in unserer Ausbildung Stehenden einerseits und der Vermittlung von Übungsvorstellungen, die dem Laien, an den sich unsere Arbeit wendet, einfühlbar ist. Unsere Angebote müssen so sinnfällig wie irgend möglich sein.

Wenn in dieser Niederschrift auf die Erkenntnisse von Schlaffhorst / Andersen und die von ihnen entwickelten Übungsabläufe eingegangen wird, so gehe ich von den Voraussetzungen aus, unter denen sie damals forschten und arbeiteten, und weise darauf hin, wenn sich Entscheidendes geändert hat. Die Sprache, die ich verwende, ist nicht wissenschaftlich, sondern versucht, so sinnfällig und bildhaft zu sein, wie es für die Vermittlung von innerkörperlichen Vorgängen notwendig ist. An den vielen in Anführungszeichen gesetzten Begriffen dieses Textes mag deutlich werden, wie häufig in der Leibarbeit sonst nicht übliche oder in dieser Bedeutung nicht übliche Bilder und Wörter gebraucht werden, um das Gesagte nachfühlbar zu machen. Patienten gegenüber sollten wir auch lernen, so „deutsch" wie möglich zu sprechen, Fachausdrücke möglichst zu vermeiden. Unsere Klientel wird es uns danken.

Die medizinische Wissenschaft bot Schlaffhorst und Andersen damals nur geringe Hilfen, sie spürten in ihrer Arbeit am lebendigen Menschen, dass die sehr mechanischen Vorstellungen, wie sie in den Lehrbüchern beschrieben wurden, so nicht stimmten. So entwickelten sie durch die gemachten Erfahrungen mit wachen Sinnen und untrüglichem Feingefühl ihre eigenen Vorstellungen. Sie waren hoch beglückt, wenn die Wissenschaftler ihre Erkenntnisse bestätigten, und das geschah im Laufe der Jahre recht häufig. Aber sie hielten auch unbeirrt an Vorstellungen fest, die sich ihnen ständig wieder bestätigten, auch wenn es dafür keine wissenschaftlichen Erklärungen oder Beweise gab.

Von Prof. Vogler existiert auf einer CD die Aufnahme eines Gespräches, das er in den sechziger Jahren in Eldingen mit der dortigen Lehrerschaft führte. Darin spricht er die dringende Ermahnung aus, sich nicht zu ausschließlich auf die wissenschaftlich bewiesenen Fakten zu stützen. Die so genannte Erfahrungswissenschaft stehe ebenbürtig neben der exakten Naturwissenschaft. Wenn eine Erfahrung sich stetig wiederholen lässt, gilt sie als ebenso gesichert wie durch exakte Experimente. Die Naturwissenschaften haben schon viele Behauptungen zurücknehmen müssen, und viele Entdeckungen stehen noch aus. (CD Nr. 29 im Schul-Archiv)

Zum Schluss möchte ich noch all den Menschen danken, die mich in diese wunderbare Lehre eingeführt haben, und denen, an die ich sie weitergeben durfte und die den Erfahrungsschatz erweiterten.

Dank sei gesagt den Lehrerinnen, die uns in Lieme unterrichteten und die unter so unbeschreiblich schwierigen Bedingungen dafür sorgten, dass die Schule weitergeführt werden konnte, nachdem die Begründerinnen nicht mehr in ihr wirkten: Anita Grauding, Irmgard von Harling, Dorothea Kalk, Anna Bruckner. Dank auch den Gastlehrerinnen, die mich in Lieme unterrichteten: Grete Ottmer (sie war mir besonders hilfreich), Heloise Löns, Lotte Bleul, Dora Idler, Renate Gräfin Eckbrecht zu Dürckheim.

Der größte Dank unter meinen Lehrerinnen gilt Gertrude Schümann, mit der ich lange Jahre zusammenarbeiten durfte und später in Freundschaft verbunden blieb. Sie war es, die mein dringendes Bedürfnis teilte, „Ordnung" in die ungeheure Vielfalt der Erscheinungen und Erlebnisse in unserer Arbeit zu bringen, eine Struktur darin zu finden und nach ihr zu arbeiten. Viel habe ich von ihr übernehmen können, es wurde zur Grundlage eigener Erkenntnisse und damit auch zur Grundlage dessen, was hier niedergelegt werden kann.

Dann danke ich all den vielen Menschen, mit denen ich arbeiten durfte. Besonders die Kolleginnen und Kollegen und die vielen Praktikantinnen und Praktikanten, die seit Jahren meine Kursangebote nutzen, haben mich durch ihr waches Interesse und ihr forschendes Fragen zu immer mehr Klarheit gezwungen. Der Wunsch nach Einordnung der vielen Erscheinungen im Arbeiten scheint mir heute verbreiteter zu sein als zu unserer Ausbildungszeit. Und ich kann ihn so gut nachfühlen! Selbstverständlich muss dabei der Gefahr gedacht werden, dass durch zu viel Ordnung das Leben entweichen kann …

Und ich danke Dr. Anna-Paula Kruse, der so langjährigen Vorsitzenden des Freundeskreises, die sich für den Erhalt des Vereins auch nach Übergabe der Trägerschaft der Schule an das CJD und für sein lebendiges Wachstum so unerhört verdient gemacht hat: Sie hat mich ständig und immer erneut gebeten, mein Wissen aufzuschreiben, solange ich das noch kann. So war es auch ihr Neujahrswunsch am Anfang dieses Jahres, der den entscheidenden Impuls zum Beginn dieser Niederschrift gab.

Und nicht zuletzt danke ich dem Vorstand des „Freundeskreises der Schule Schlaffhorst-Andersen e. V." für die großzügige Unterstützung bei der Herausgabe dieses Buches.

Ich schließe mit dem innigen Wunsch, dass die Lehre von Clara Schlaffhorst und Hedwig Andersen in ihrer Lebendigkeit und ihrer Vielfalt und in ihrem tiefen Sinn erhalten bleiben möge; dass sich immer wieder Menschen finden mögen, die sich erfassen und befeuern lassen von den Ideen, die das Leben so viel reicher und lebenswerter machen, und die ihr Wissen und ihre Erfahrungen dann wiederum weitergeben!

Heidi Noodt, Hohnhurst, Januar 2006

I. RHYTHMUS

1. Der dreiteilige Rhythmus in der Bewegung

Eine der grundlegenden Erkenntnisse von Clara Schlaffhorst und Hedwig Andersen war die Dreiteiligkeit aller organischen Bewegungen, von ihnen folgerichtig *der dreiteilige Lebensrhythmus* genannt. Er wurde ein Grundpfeiler ihrer gesamten Lehre und soll deshalb am Anfang dieser Ausführungen stehen.

Die bis dahin gängige Meinung ging von einer Zweiteiligkeit aus, von dem stetigen Wechsel von Kürzung und Längung der Muskulatur, ihrer Spannung und Lösung, von Einatmen und Ausatmen.

Es sollen Naturbeobachtungen gewesen sein – die Flossenbewegung von im Aquarium schwimmenden Fischen, die wogenden Wasser der Ostsee – aber auch Erfahrungen, z. B. beim Ersteigen der Dünen in der Mittagshitze, die die beiden Frauen zu der Erkenntnis führten, dass es ein Drittes gibt, nämlich eine Art Pause nach der Streckung, ein Lockern der Muskeln vor der nächsten Anspannung, etwas wie einen lebendigen, „wachen" Schwebezustand zwischen Längung und erneuter Kürzung, den man heute *Eutonus* oder deutsch *Wohlspannung* nennt.

Dieser Eutonus wird als Ruhe empfunden, eine Ruhe in höchster Lebendigkeit.

Die drei Phasen in sich stetig wiederholendem Ablauf bilden den *Lebensrhythmus* alles Seins.

Schlaffhorst und Andersen verbanden das Erleben des Bewegungsrhythmus mit den Rhythmen, die ihnen aus der Musik geläufig waren:

- Die durch nervliche Impulse hervorgerufene Anspannung / Kürzung des Muskels empfanden sie als leicht, luftig, „lustig" und damit als auftaktig = Spannkraft;
- Die Streckung / Längung der Muskulatur wurde von ihnen als willensbetont, ausdruckgebend erlebt und deshalb mit dem in der Musik betonten ersten Taktteil verbunden = Schwerkraft.
- Die nachfolgende ausschwingende Lockerung / Lösung erhielt den zweiten Taktteil = Schwungkraft.

So entstand die Formel 3 – 1 – 2 für alle rhythmischen Bewegungsabläufe.

Wir wissen, dass alle Bewegungen antagonistisch ablaufen, d. h. dass je zwei Muskelsysteme sich in Kürzung und Längung abwechseln, sich bedingen: Spannt sich der eine Muskel, wird der andere automatisch gelängt. Die Lockerung ist ihnen gemeinsam.

Zu beobachten ist das Muskelspiel am leichtesten an der Armbewegung.

Übung

Man umfasse einen Oberarm mit Daumen und Mittelfinger der anderen Hand und fühle, wie bei Armbeugung und -streckung sich jeweils ein Muskel spannt / verkürzt / verdickt, während der andere lang und schmaler wird: Bei der Beugung spannt sich der Muskel der Innenseite des Oberarmes (Bizeps), bei der Streckung der Muskel der Außenseite (Trizeps), der Gegenspieler wird jeweils gelängt. In Ruhe sind beide Muskeln locker.

Jetzt wird die Bewegung insofern verändert, als man sich bei der Streckung einen Widerstand denkt: Es entsteht eine Bewegung, wie man sie beim Räkeln, beim Sich-Recken kennt, der Arm streckt sich dann fast widerwillig.

Die Hand fühlt die Muskelbewegung des Oberarmes: Nicht nur der äußere Trizeps spannt sich an, sondern auch der innen liegende Bizeps. Er hält dagegen, er macht dem Gegenspieler sozusagen das Leben schwer, er lässt sich nur widerwillig längen, bleibt dabei voller Spannung, bis der Arm schließlich ganz gestreckt ist und beide Muskeln ihre „Arbeit" aufgeben, gelöst und locker werden können, zur Ruhe kommen – bis das Spiel von vorn beginnt.

Beim Recken mit seiner ausgeprägten Gegenspannung ist das Phänomen der Spannung in der Streckung am deutlichsten zu erkennen. Es tritt aber in jeder *geführten* Bewegung auf.

Eine Bewegung ist dann als geführt zu bezeichnen, wenn ein Muskel seine Spannung nicht einfach aufgibt, sondern sie über den Gegenspieler langsam auflöst, bevor er in Lockerheit übergeht.

Beispiele: Der Arm nimmt einen Gegenstand auf und setzt diesen an einer anderen Stelle wieder ab, wie etwa beim Tischdecken. Geschieht das Absetzen ohne Gegenhalt, wird der Gegenstand sehr unsanft auf seiner Unterlage landen.

Das angehobene Bein, das einen Schritt vorangehen möchte, wird nicht einfach fallen gelassen, sondern es wird gesetzt. Das ist nicht möglich, ohne dass der Muskel, der das Bein anhebt, während der Streckung seine Spannung aufrechterhält, bis der Fuß am Boden angekommen ist und beide Muskelsysteme zur Ruhe kommen können. Dasselbe gilt für das Hinsetzen: Besteht keine Gegenspannung, fällt man schlaff auf Stuhl oder Sessel, anstatt sich geführt zu setzen.

Alle genannten Beispiele zeigen, wie Schlaffhorst / Andersen Rhythmus gemeint haben: als Bewegung, in der sich ein fließender Wechsel vollzieht von Spannung, geführter Streckung und Lockerheit. „Unrhythmisch" oder „aus dem Rhythmus gefallen" würde bedeuten, dass aus Spannung Ver-Spannung bis zur Härte würde, die beim Loslassen nur in Schlaffheit münden kann – weit entfernt von der lebendigen Gelöstheit, die nach einer geführten Streckung zu erleben ist.

Schlaffhorst / Andersen wählten für das von ihnen erkannte rhythmische Geschehen die Begriffe (An-)Spannung – Abspannung – Lockerheit oder Zusammenziehung – Streckung – Lockerheit.

Das Wort Abspannung wollte den Unterschied aufzeigen zu „Entspannung", das sehr häufig mit Schlaffheit verwechselt wurde und wird. Aber auch Abspannung wird heute oft ähnlich verstanden („Ich bin so abgespannt …").

Waltraut Seyd prägte anstelle von Abspannung den Begriff *Streckspannung*, den ich für sehr treffend halte und unterdessen vorrangig benutze. Er sagt genau das, was gemeint ist, nämlich das Aufrechterhalten der führenden (Gegen-)Spannung während der Streckung. Aus ihr ergibt sich völlig organisch die Lockerheit / der Eutonus.

Der hier aufgezeigte dreiteilige Bewegungsrhythmus wurde von Schlaffhorst / Andersen als Naturgesetz verstanden. Findet Bewegung in dieser Gesetzmäßigkeit statt, ist sie organisch und als schön zu bezeichnen, das sich so bewegende Wesen scheint in sich zu ruhen, ganz bei sich zu sein. Bei allen Tieren empfinden wir diese Schönheit ihrer Bewegung als beglückend.

Es ist, als ob etwas von ihrer Ausgeglichenheit und Gelassenheit auf uns überginge, als ob wir allein durch die Beobachtung daran teilhaben und dadurch gesunden könnten. Die erst vor kurzem entdeckten *Spiegel-Neuronen* könnten dieses Phänomen erklären, auch die Tatsache, dass allein durch Beobachtung Bewegungen erlernt werden können, d. h. dass diese Bewegungen beim Zusehenden die entsprechenden nervlichen Muskelimpulse auslösen, sodass er sie anschließend „kann". Dies wäre auch eine Erklärung für unsere Erfahrung, dass im Unterricht Funktionen am leichtesten durch Vormachen und Nachahmen zu vermitteln sind, viel leichter als durch Erklärungen und Nachdenken.

Weshalb ist der Mensch oft so weit entfernt von dieser Naturhaftigkeit?

Es gibt keine andere Erklärung, als dass seine Großhirnentwicklung ihn aus seiner Naturhaftigkeit entfernen kann. Dem so hoch entwickelten Großhirn verdankt der Mensch alles, was ihn zum Menschen macht, sein Bewusstsein, seine Gestaltungsfähigkeit, seine Kultur. Aber er zahlt dafür mit dem Risiko, seine Verbundenheit mit der Natur zu verlieren.

Clara Schlaffhorst und Hedwig Andersen haben gelehrt, wie Mensch und Natur miteinander in Einklang zu bringen sind.

In der Praxis gingen sie stets von der Phase der Abspannung, der Streckung aus. Ganz gleich, ob eine Muskulatur zu Beginn verspannt oder erschlafft ist, über die kraftvolle Streckung werden Überspannungen „ausgearbeitet" und Schlaffheiten zu neuen Impulsen angeregt. Die Abspannung mündet organisch in die lebendige Lockerheit, aus der wiederum wie von selbst gleich einem zündenden Funken ein erneuter Spannungsimpuls hervorgeht.

Dabei wurde für die abspannende Streckung der Gliedmaßen stets die Bewegung vom Organismus weg gewählt (nicht zum Körper hin), wie es Mensch und Tier beim Recken automatisch mit großem Wohlbehagen tun.

Versucht man, aus Verspannungen direkt zur Lockerheit zu gelangen, wird man gewahr werden, dass man nur allzu leicht in müder Schlaffheit landet statt in belebender Lockerheit. Dieser Weg führt nicht aus dem Pendeln zwischen Überspannung und Schlaffheit heraus zum Rhythmus.

2. Der dreiteilige Atemrhythmus

Auch der Atemvorgang wird durch Muskeln hervorgerufen und unterliegt damit dem Naturgesetz vom dreiteiligen Lebensrhythmus.

Zu der Zeit, als Clara Schlaffhorst und Hedwig Andersen begannen, an Atmung und Stimme zu forschen, waren die Erkenntnisse der medizinischen Wissenschaft im Vergleich zu heute begrenzt und von mechanischem Denken geprägt. Das Herz als Pumpe und die Lunge als Blasebalg waren die Vorstellungen, und dass der Mann von Natur aus Bauchatmung habe und die Frau Brustatmung, war in den Lehrbüchern zu lesen.

Die beiden Frauen waren auf ihre eigenen Beobachtungen angewiesen und auf die Erfahrungen, die sie beim Üben an sich und anderen machten.

Sie stützten sich zu Beginn, wie wir alle wissen, auf die Aussagen, die Leo Kofler in seinem Buch „Die Kunst des Atmens" gemacht hatte.

Das Zwerchfell wurde als Hauptatemmuskel erkannt, oft wurde in der Umgangssprache das Wort „Zwerchfell" zum Sammelbegriff für alle Atemmuskeln. Diese anderen waren (und sind) die „Atemhilfsmuskeln", nämlich praktisch alle Muskeln, die den Rumpf umkleiden. Den großen Unterschied zwischen Haupt- und Hilfsmuskeln sah man in der Innervation: Das Zwerchfell erhält seinen Impuls zur Zusammenziehung (und damit zur Einatmung) durch den nervus phrenicus, der im Atemzentrum im verlängerten Rückenmark entspringt und von dort aus in zwei Strängen zu den beiden Zwerchfellkuppen führt, wo er sich verästelt und gleich zwei Händen über die Sehnenplatten zu den Muskeln am Zwerchfellrand gelangt.

Das Atemzentrum reagiert auf die Sauerstoff-Kohlendioxyd-Konzentration des Blutes, die von ihm ausgehenden Einatemimpulse sind also rein vegetativ gesteuert.

Die willkürliche Beeinflussung der Atmung wurde ausschließlich den Atemhilfsmuskeln zugeschrieben.

Heute weiß man, dass auch das Zwerchfell neben der vegetativen Innervation gedanklich und willentlich beeinflussbar ist.

Es wird hier das Phänomen deutlich, das schon Schlaffhorst / Andersen faszinierte:
Die Atmung stellt eine Nahtstelle dar zwischen Vegetativum und menschlichem Wollen.
Sie reagiert auf jede noch so kleine Veränderung in physischen wie in psychischen Bereichen, an ihr sind also körperliche wie seelisch-geistige Befindlichkeiten gleichermaßen ablesbar.

Diesem Umstand haben wir die vielfachen Störungen unserer Atmung zu verdanken, aber auch die Möglichkeit, sie übend zu beeinflussen.

Die natürliche, vom Wollen unbeeinflusste Atmung ist am reinsten im Tiefschlaf zu beobachten – leider nur bei einem anderen. Aber auch an sich selbst kann man ähnliche Beobachtungen machen, wenn man in einer ruhigen Minute folgende Übung macht:

Übung
Man setze oder lege sich in eine möglichst bequeme Stellung und fange an, den augenblicklichen Atemvorgang zu beobachten, ohne ihn zu beeinflussen (was oft schon sehr schwierig ist …).

Irgendwann gebe man der Ausatmung den „Auftrag", nicht mehr durch die Nase abzufließen, sondern weich die Lippen aufzustoßen! Wenn der Mensch und seine Lippenmuskeln gelöst sind, werden nach einem kurzen Aufplatzen der Lippen, verbunden mit einem hörbaren Pusten (ähnlich einem ph) die Lippen sich ventilähnlich wieder schließen und die restliche Luft, deren Kraft nicht mehr ausreichte, die Lippen zu durchstoßen, durch die Nase entweichen.

Ein leises Knacken im Gaumenbereich weist darauf hin, dass der Verschluss zwischen Gaumensegel und Pasavang'schem Wulst aufplatzte und der Luft den Weg in die Nase freigab.

(Wenn die Lippen sich nach dem leisen Pusten nicht automatisch wieder schließen, mache man vorher mit ihnen ein paar Bewegungsübungen, vor allem Streckungen, damit sie danach weich, locker und wie mit leichtem Flunsch für die Bewegung durch die ausströmende Luft bereit sind.)

Jetzt hört jeglicher Willenseinsatz auf, und es gilt, beobachtend abzuwarten, wie lange noch Luft durch die Nase entweicht – Schlaffhorst / Andersen nannten dies *Nachhauch* – und was dann geschieht. Je nach Ausgangssituation und je nach Veranlagung des Einzelnen wird jetzt in unterschiedlicher zeitlicher Ausdehnung das in Erscheinung treten, was Schlaffhorst / Andersen *Atempause* innerhalb des Atemrhythmus nannten, d. h. die Lockerheit aller beteiligten Muskeln und der Lunge.

Der Impuls zur nächsten Einatmung kommt manchmal sehr rasch, manchmal dauert es sehr lange, bis es sich innen wieder rührt – man hat dann das Gefühl, als wolle es nie wieder atmen, und es gehört oft Mut dazu, diese Phase in Ruhe abzu-warten. Mit der Zeit aber wird sich auf diese Weise ein ruhiges Atmen ergeben, in dem klar die drei Phasen in Erscheinung treten:

Einatmung – Ausatmung – Pause, wobei die Bezeichnung „Pause" nicht sehr gün-stig ist, weil sie suggeriert, es geschehe in dieser Zeit gar nichts. In Wirklichkeit herrscht ein waches Leben, eine Art Schwebezustand, der jeden Augenblick „auf dem Sprunge" ist zu neuen Impulsen.

Diese so genannte „Basis"-Atemübung wirkt außerordentlich beruhigend und ist deshalb dann zu empfehlen, wenn man zur Ruhe kommen oder einschlafen möchte – das Aufstoßen der Lippen durch die Innenluft erinnert ja an das leise „Püstern" eines Schlafenden.

Dieser ermüdende Aspekt kommt auch dadurch zustande, dass der vom Großhirn ausgehende Willenseinsatz so minimiert ist. Er beschränkt sich auf die Umleitung des Luftweges von der Nase auf das Aufstoßen der Lippen, also auf den Mund. Und selbst dieses ist nur ein gedanklicher Akt, die Lippen sollen sich nicht selber bewegen, sondern durch den Ausatemstrom aufgestoßen *werden*. Das ermüdet sehr.

Möchte man wieder „aufwachen", ohne den ruhigen Atemrhythmus zu durch-brechen, braucht man nur die Artikulationsbewegungen in der Ausatemphase zu intensivieren. So kann man z. B. die Lippen aus dem ungeformten Pusten zu einem gut artikulierten „f" führen, wodurch einem wie nebenbei noch die exakte Lippenform des „f" deutlich ins Gefühl und ins Bewusstsein tritt. Hieraus ist zu erkennen, was für eine Weckfunktion das Großhirn hat, das für die Artikulation zuständig ist!

Von dem natürlichen Atemrhythmus ausgehend lassen sich also gut die artikula-torischen Stellungen der verschiedenen Strömungskonsonanten erarbeiten.

Richten wir noch einen Blick auf die den Atem bewegenden Muskeln und Organe:

Während das Zwerchfell durch den Impuls, der vom Atemzentrum herkommt, zur Zusammenziehung gebracht wird, sich spannt und sich dadurch senkt, wird die Lunge durch die Weitung des Brustraums und die in das dadurch entstehende Vakuum einströmende Luft gedehnt.

In der Ausatemphase ziehen sich die elastischen Fasern der Lunge zusammen, und das Zwerchfell kann sich nach oben ausdehnen. (Durch den Widerstand in Stimme und Mundraum kann es dabei zur echten Ab- oder Streckspannung kommen.)

In der „Atempause" danach lockern sich beide. Das bedeutet, dass die Phase der Lockerheit beim Zwerchfell nach der Streckung, bei der Lunge aber nach der (elastischen) Zusammenziehung erfolgt. Schlaffhorst / Andersen unterschieden folgerichtig zwischen *Zwerchfellrhythmus* und *Lungenrhythmus*, je nachdem, an welcher Stelle des Rhythmus die Lockerheit zu finden ist.

Der in der Übung oben beschriebene Atemrhythmus ist der der Ruhe-Atmung. Die Belastungen und möglichen Störungen des Grundrhythmus kommen aus zwei Richtungen:
- aus verstärkter körperlicher Bewegung und damit erhöhtem Sauerstoffbedarf und
- aus der Beanspruchung durch den Einsatz der Stimme in Sprechen und Singen, also dem menschlichen Ausdruckswillen.

Bei beiden geht es darum, dass trotz wachsender Belastungen das Bewusstsein für die lösende, beruhigende „Pause" oder „Lockerheit" erhalten bleibt, sei sie auch zeitlich innerhalb der Abläufe noch so gering. Es wird hier deutlich, dass Zeitnot, Alltagshetze, Ängste, psychische Unruhe die stärksten Hemmnisse darstellen. Aber gerade sie sind durch das Wissen um das rhythmische Geschehen und seiner in alle Handlungen „eingebauten" Ruhe spendenden Lockerheit oder „Pause" zu mildern.

Je mehr Gehirn und Organismus durch Übungen an den Rhythmus gewöhnt wurden, desto besser kann der Mensch in den verschiedenen Lebenslagen „bei sich", bei seiner Natur bleiben.

3. Bewegungsrhythmus und Atmung

Niemals wurde von Schlaffhorst / Andersen an der rhythmischen Bewegung gearbeitet, ohne sie mit der Atembewegung zu verbinden.

Innerhalb des Atemrhythmus von Ein, Aus und Pause ist es die Ausatmung, die dem Menschen für die willentliche Einflussnahme von Natur aus zur Verfügung steht: Die Stimmgebung kommt in der Ausatemphase zustande; alle Sprachlaute sind auf unterschiedliche Weise Ausatmungen, von den Artikulationsorganen geformt. So wird es auch als logisch erlebt, wenn diese Phase der Atmung sich mit der willensbetonten Streckung der Gliedmaßen verbindet. Beim Recken geschieht dies oft unwillkürlich, es wird dann mit lustvollem Stöhnen begleitet.

Unter den Atemmuskeln ist es das Zwerchfell, das bei der Ausatmung sich streckend steigt. Es wird also Streckbewegung äußerer Gliedmaßen mit der des Hauptatemmuskels verbunden.

Übungsbeispiele
Das Gehen: Im Stand wird ein Bein leicht angehoben und der Fuß ein kleines Stück weiter vorn aufgesetzt, dabei wird z. B. auf f, ß, sch ausgeatmet.

- Nach dem Aufsetzen wird das Körpergewicht auf beide Beine verteilt, was durch ein leichtes Rückschwingen ermöglicht wird, dadurch sind die Muskeln beider Beine in Lockerheit. Der Atem schwingt nach dem Strömungslaut locker aus und verharrt in einer Art Schwebezustand zwischen Aus- und Einatem.
- Wenn die nächste Einatmung einsetzt, wird das hintere Bein leicht impulshaft angehoben, wodurch das vorn stehende zum Standbein wird. Die Luft beim Einatmen weht wie von selbst in die Lungen, das Zwerchfell spannt und senkt sich.
- Das angehobene Bein wird wieder ein Stück weiter vorn behutsam aufgesetzt, verbunden mit einer hörbaren Ausatmung. Und so fort …

Anfänglich ist es am günstigsten, wenn sich Geschwindigkeit und Länge der Schrittbewegung nach der im Moment gegebenen Atemfrequenz richten. Soll die Bewegung flüssiger, rascher werden – wobei das leichte Rückschwingen auf beide Beine mit der Zeit wegfällt –, so müssen sich äußere und Atembewegung voneinander trennen, laufen aber beide in ihrem jeweiligen Tempo rhythmisch weiter. Es ergibt sich ein fließendes Gehen, das auch dann noch als ruhig und ausgeglichen empfunden wird, wenn es sich bis zum Laufen steigert. Dabei ist es hilfreich, das Bewusstsein der Dreiteiligkeit der Bewegungsphasen aufrechtzuerhalten und vor allem das Ankommen auf dem Boden und die kurze Lösungsphase dort mitzudenken und mitzuempfinden.

(Im Rahmen der Olympischen Spiele in Athen wurde im Rundfunk der Vortrag eines Sportmediziners gesendet. Darin vertrat er die Ansicht, dass Höchstleistung beim Laufen nur möglich sei, wenn die Muskulatur bei jedem Schritt für den Bruchteil einer Sekunde loslassen kann!)

Treppensteigen: Zusammen mit einem Einatemimpuls wird ein Bein angehoben.
- Mit der Ausatmung wird das Bein auf die erste Stufe gesetzt.
- Dort kommt das Bein zur Ruhe.
- Mit einem weiteren unwillkürlichen Einatemimpuls verlagert sich das Gewicht auf das auf der oberen Stufe stehende Bein, das untere Bein wird angehoben und setzt sich auf die nächsthöhere Stufe, verbunden mit einer hörbaren Ausatmung. Danach wieder Ruhe Und so geht es weiter und kann dann rascher und fließender werden, wenn nur die Ruhe und Gelöstheit beim Ankommen des Fußes weiterhin erlebt wird.

Diese Art des Treppensteigens ist eine therapeutische Notwendigkeit bei großer Schwäche, z. B. im Alter, bei Krankheit, nach Operationen. Jeder Kranken- und Altenpfleger müsste darin unterwiesen werden. Aber auch jeder Gesunde wird spüren, wie viel weniger anstrengend und wie beruhigend es ist, so rhythmisch die kleinen Anstrengungen des Alltags zu bewältigen.

Das *Bergsteigen* folgt denselben Gesetzen. Hier kommt noch eine weitere Direktive von Schlaffhorst / Andersen zum Tragen:
Bei Bewegung muss die Einatmung grundsätzlich durch die Nase erfolgen!
Solange die Luft durch die Nase aufgenommen werden kann, kann man sich nicht überanstrengen. Die Möglichkeit, den Mund bei der Einatmung geschlossen zu halten, ist also geradezu ein Maßstab dafür, wie rasch der Aufstieg erfolgen darf.
(Es wurde berichtet, dass tibetische Bergführer den ihnen anvertrauten Menschen genau diesen Rat geben.)
Bei der Ausatmung kann man dann so viel durch den Mund pusten und stöhnen, wie es einem aus dem Augenblick heraus gut tut.

Kauen: Nicht nur im grobmotorischen Bereich, sondern auch z. B. beim Kauen achteten Schlaffhorst und Andersen auf den rhythmischen Ablauf.
Wir erinnern uns: Die kraftvolle Betonung liegt immer auf der Abspannung, der

Streckung. Beim Kauen ist man geneigt, das Zubeißen, d. h. die Anspannung zu betonen.

Da gilt es umzudenken und auszuprobieren, wie es sich anfühlt, wenn das Zubeißen leicht erfolgt und danach der Kiefer gestreckt wird, um dann in kurzes Lösen überzugehen. Das ist ungewohnt und wirkt auch fast komisch, wenn es zuerst langsam und dadurch meist übertrieben ausgeführt wird. Aber wenn die Bewegung sich einspielt, wenn man nur immer wieder sanftes Strecken und kurzes Ruhen denkt, so wird man gewahr werden, wie unangestrengt und beruhigend der Kauvorgang sich gestaltet.

An dieser Stelle sei noch an andere Hinweise erinnert, die das Essen betreffen:

So sollte der Arm, der Gabel oder Löffel zum Munde führt, so lange auf dem Tisch ruhend liegen bleiben, wie der Kauvorgang anhält, bis der Mund wieder leer ist, also nicht schon den nächsten Bissen auf dem Teller vorbereiten.

Dass beim Heben des Armes zum Munde Luft hereinkommt, geschieht ganz von selbst, sollte vielleicht nur ab und zu ins Bewusstsein dringen. Nach jedem Schlucken sollte kurz ausgeatmet werden.

Dies alles klingt für Neulinge meist etwas übertrieben. Wer es aber ausprobiert , stellt sehr bald fest, wie gut ihm die ruhige Atmosphäre bekommt, die sich dadurch über die ganze Mahlzeit legt. Es gibt Menschen, die auf diese Weise ihre Magenbeschwerden bis hin zu Gastritis losgeworden sind.

Der als Naturgesetz erkannte dreiteilige Rhythmus durchzog über diese wenigen Übungsbeispiele hinaus die gesamte Lehre Schlaffhorst-Andersen. Er wurde nicht nur in fast allen Bewegungs-, Atem- und Stimmübungen angewendet, sondern bestimmte auch Denken und Handeln in allen übrigen Lebensbereichen.

Dabei blieb der wichtigste Aspekt die Ab- oder Streckspannung mit ihrem Antagonismus, ihrer rückhaltenden Gegenkraft, die überall, in leiblichen wie auch allgemein menschlichen Lebensbereichen, eine entscheidende Rolle spielte. Ganz besonders stützte sich die Lehre vom Zusammenspiel von Atem- und Stimmbewegung auf dieses Phänomen. Davon wird weiter unten intensiv die Rede sein.

Aber mindestens ebenso wichtig ist das Wissen um die „Pause", das Los- und Lockerlassen innerhalb jeder Bewegung, umso wichtiger, je rascher die Bewegung abläuft. In unserer „Leistungsgesellschaft" mit ihrer Hektik und ihrem Druck kommt dieser

„Ruhe in der Bewegung" eine fast noch größere Bedeutung zu als zu den Zeiten, in denen Schlaffhorst / Andersen lebten.

Für junge, gesunde Menschen sind diese Erkenntnisse oft nicht ganz einfach zugänglich, sie haben Substanz und Kraft genug, um auch „unrhythmisch" durch ihre Tage zu kommen. Aber je älter und schwächer ein Mensch wird, desto mehr wird ihm das Wissen zur tragenden Kraft. Jede schwer fallende Anspannung der Gliedmaßen kommt, gekoppelt an die von selber zufließende Einatemkraft, mit Leichtigkeit zustande, jede Abspannung, verbunden mit einer betonten Ausatmung, führt hin zur abwartenden Pause, aus der die nächste unwillkürliche Einatmung und mit ihr die nächste Bewegung entspringt.

Unsere alt werdenden Kolleginnen formulieren immer wieder ihre Dankbarkeit für das Wissen, das sie in ihrer Jugend vermittelt bekamen. Aber auch in Krankheits- und Schwächephasen wird einem der Segen dieses natürlichen Lebensrhythmus zur Wohltat.

(Weit ausführlicher als an dieser Stelle möglich wird das Thema Rhythmus in der Lehre Schlaffhorst-Andersen bearbeitet bei *Gisela Köpp „Leben mit Stimme – Stimme mit Leben", Bärenreiter Verlag 1995, ab S. 227.*)

II. DAS „SCHWINGEN"

Organisches Leben drückt sich nicht allein in der dreiteiligen Bewegung aus. Clara Schlaffhorst und Hedwig Andersen sahen im *Kreisen* und im *Schwingen* weitere Grundformen der Bewegung, in denen sich das Leben äußert. Alle drei Bewegungen machen die Übungen aus, die in der Schule Schlaffhorst-Andersen unter dem Begriff „Schwingen" zusammengefasst werden.

Kreisen

Das werdende Lebewesen wird als Embryo durchpulst vom Blutkreislauf, zunächst von dem der Mutter, bald durch eigene Herztätigkeit. Das kreisende Blut, vom Herzschlag angetrieben, ist die primäre Erfahrung von Bewegung und Kraft, die jedes Wesen unbewusst durchläuft. Es erfährt darin dieselbe Kraft, die im Weltall wirkt. Später wirken kreisende Bewegungen, von der äußeren Muskulatur ausgeführt, nach innen zurück und beleben den Blutkreislauf, steigern die Durchblutung, machen warm und wach. Und sie stärken das Selbstgefühl: Das Zentrum, das Ich werden pulsend umkreist, die eigene in immer derselben Richtung vorwärts treibende Kraft unterstützt. Das hat sehr positive Auswirkungen auf die Standfestigkeit, das Durchsetzungsvermögen der Persönlichkeit. Aber es gibt auch ein Zuviel dieser Kraft. Dann wird aus gesunder Durchsetzungskraft ein Alles-an-sich-Reißen, aus der Ich-Stärkung Abkapselung und Egozentrik. Und die äußere Bewegung kann chaotisch werden, wenn nicht eine Gegenkraft wirksam wird, die das vitale Vorwärtsdrängen begrenzt. Das kann das Bewusstsein sein, das den antreibenden Puls wahrnimmt und während des Kreisens sprachlich benennt. Das kann auch der bewusst wahrgenommene Atem sein, der die „oberen Kräfte" repräsentiert. Bei der Arbeit mit Kindergruppen werden diese Phänomene besonders augenfällig.

Schwingen

Das Auftreten und Wirksamwerden einer zweiten, einer Gegenkraft macht das Wesen der Schwingung aus. Wenn das Kreisen sich einseitig um *ein* Zentrum bewegt, so pendelt die Schwingung hin und her zwischen *zwei* Polen, die Richtung ändert sich ständig, die *Umkehr* ist das Wesen des Schwingens. Wann es möglich wird, bei einem Menschen aus dem Kreisen zur Umkehr des Schwingens zu gelangen, ist nicht vorhersehbar und macht die Kunst des Unterrichtens aus. In der Menschwerdung ist es der Augenblick, in dem nach der Geburt der erste Atemzug erfolgt. Da dringt etwas von außen ein, wird auf- und angenommen und wieder abgegeben, der Kontakt mit der Außenwelt, der Austausch von Innen und Außen hat begonnen. Das ist das Wesen der Schwingung, im Psychischen die Entwicklung vom Ich zum Du, vom Sich-Auswirken zum Sich-Zurück- und -Aufnehmen, nach der Geburt im Physischen vorgeahnt.

Gleichzeitig mit dem Auftauchen des schwingenden Luftaustauschs tritt nach dem selbstständigen Herzschlag jetzt die zweite eigene Aktivität des jungen Organismus in Erscheinung, die *drei*teilig-rhythmische Bewegung der Atemmuskulatur, die in der Mitte des Körpers liegt und dadurch alle Organe beeinflusst, belebt und stärkt.

Diese Entwicklung vom Kreisen zum Schwingen zum Rhythmus, von der Ein- zur Zwei- zur Dreiheit, kennzeichnet die Bewegungslehre von Schlaffhorst / Andersen.

Das „Schwingen" der Schule Schlaffhorst-Andersen ist kein neuer Weg zur Körperschulung. Es ist ein Weg, durch Grundformen äußerer Bewegung die Atmung und über sie die inneren Organbewegungen anzuregen, zu kräftigen und in ihrem natürlichen Rhythmus zu unterstützen oder in ihn zurückzuführen.

„Atemschriftzeichen"
Auch die Atemschriftzeichen von Gertrude Schümann folgen diesem Gesetz. Sie zeigen symbolhaft eine Entwicklung auf, die die drei Bewegungen Kreisen, Schwingen und Rhythmus vom Kreisen ausgehend über zwei mal sieben Stufen zu einer Durchdringung der drei wesensmäßig so verschiedenen Bewegungen in *einem* Symbol führt. Das hat sowohl physische wie psychische Auswirkungen. Alle zeichnenden Bewegungen werden dabei mit Atem-, Sprech- und Singübungen begleitet, um „Kopfkräfte" und Bewegungslust sich ausgleichen zu lassen, und das mit wachsenden Anforderungen. Besondere Bedeutung haben dabei die „zufallenden", nicht vorher ausgedachten Laut-, Wort- und Tonäußerungen. Man könnte sagen, die Arbeit mit den „Atemschriftzeichen" sei eine Art „Rhythmischer Stunde" auf dem Papier.

Schreiben

Schon Hedwig Andersen hat ihren Schülerinnen und Schülern „Rhythmische Stunden" auf dem Papier erteilt, die so genannten Schreibstunden. Sie ließ die Buchstaben der deutschen Sütterlin-Schrift, die damals noch üblich war, auf großen Bögen rhythmisch malen, verbunden mit der Atmung: Aufstrich = Einatmung, Abstrich = Ausatmung, in dem der geschriebene Laut ausgesprochen wurde, erneuter Aufstrich = Lockerheit und Atempause: So entstand zum Beispiel das kleine i. Für jeden Buchstaben wurde ein seiner Form und Bewegung entsprechender Atem- und Lautungsrhythmus gefunden, die runden Buchstaben ermunterten zu größeren Schwüngen und zum Tönen. In Lieme in den fünfziger Jahren hat Irmgard von Harling uns noch solchen Schreibunterricht erteilt. Die Arbeit mit den „Atemschriftzeichen" baut also, wie man sieht, auf dieser Übungsart auf, sie benutzt aber „Zeichen", die nicht Sprachlaute sind, sondern die die organischen Bewegungsgesetze und die sich steigernden inneren Entwicklungen in sich tragen.

„Rhythmische Stunde",

das war die Bezeichnung für die Bewegungsübungen in der Gruppe mit Klavierbegleitung im Hause Schlaffhorst-Andersen. Es gab auch das „gemeinsame Schwingen" ohne musikalische Unterstützung. Immer aber war der Ablauf ähnlich: Der oder die Anleitende steht mit im Kreis der Teilnehmenden und erlebt so die Befindlichkeiten und Notwendigkeiten der Gruppe am eigenen Leibe mit. Es beginnt fast immer mit kreisenden Übungen, das können Arme, Beine, der Kopf, der Rumpf oder der ganze Körper sein. Durch die Belebung des Blutkreislaufs wird die Atmung angeregt. Um den vertieften Atemzügen Ausdruck zu verleihen, schwingt der ganze Körper über den auf dem Boden ruhenden Fußsohlen hin und her, entlässt beim Vorschwingen die Luft und lässt sich von der erneuten unwillkürlichen Einatmung mit nach hinten nehmen. Reichen sich die Teilnehmenden die Hände oder fassen sie mit beiden Händen ein gemeinsames Rundseil, so kann die Bewegung sich über die eigene Unterstützungsfläche hinaus erweitern. Ist die Atmung derartig angeregt, kann aus dem Schwingen eine rhythmische Bewegung der Arme und Beine werden. Das kann zu Laufen oder Hüpfen führen oder zur Abfolge von Zusammenziehungen, Streckungen und Lockerungen des ganzen Körpers im Stehen. Was auch an Bewegungen entstehen mag, es gibt immer *Grundregeln*:

Die Bewegungen bleiben außer beim Kreisen gebunden an die Atmung, so als ob sie von ihr getragen würden. Dadurch entstehen Atemvertiefungen (das „Dankeschön der Natur", wie Clara Schlaffhorst es nannte), die von Schwingen über den ruhenden Fußsohlen aufgefangen und beruhigt werden. Durch neue Bewegungslust entstehen neue Tiefatmungen, die wieder aufgefangen werden, und so fort. Das bedeutet, dass in diesen Stunden niemals Stillstand ist, schon gar nicht, um zu überlegen, wie es weitergehen soll. Die nächsten Übungen ergeben sich aus dem Empfinden des Anleitenden für den eigenen Organismus und aus seinem Spürsinn für die Bedürfnisse der Teilnehmenden. Deshalb ist es so wichtig, dass der / die Anleitende mit im Kreis steht. Es geht immer weiter, eines entwickelt sich aus dem anderen, Belebung und Beruhigung wechseln sich ab. Es können Bewegungsspiele eingefügt werden.

Aber gegen Ende der Bewegungsstunde wurde früher stets die Stimme eingeschaltet. Meist standen alle angefasst im Kreis, kreisten oder schwangen über der eigenen Unterstützungsfläche und ließen in jeder Ausatmung ihre Stimmen ihre eigenen Töne und Melodien finden, sodass ein großer schwingender Chor entstand, der sich mit der Zeit in Harmonie zusammenfand.

Fünf „Regenerationswege"

Es wird deutlich, dass es fünf Elemente sind, die das „Schwingen" der Schule Schlaffhorst-Andersen ausmachen: die drei Bewegungen Kreisen, Schwingen, dreiteilig-rhythmische Bewegung, das Atmen und das Tönen. Diese Elemente nannte Clara Schlaffhorst die „fünf Regenerationswege", die es vermögen, den Menschen innerlich zu beleben und zu einer Einheit zwischen Außen- und Innenbewegung werden zu lassen. Man fühlt sich wie neu geboren!

Schwingen des ganzen Körpers

Ein Wort noch zum *Schwingen des ganzen Körpers* über den auf dem Boden ruhenden Füßen, das allen Bewegungsübungen der Schule Schlaffhorst-Andersen den Namen gegeben hat. Es ist eine Bewegungsform, die es sonst nirgends gibt und die von Clara Schlaffhorst als Mittel zur Atemanregung und damit zur Stimmunterstützung erkannt wurde. Sie wurde vielfach nachgeahmt und hat teilweise groteske Formen angenommen.

Das „echte" Schwingen ist eine Bewegungsform, die sichtbar ausschließlich in den Fußgelenken stattfindet, während der ganze Körper aufrecht und wie ruhend steht und nirgendwo abknicken darf. Durch die entstehenden Schräglagen kommt es aber zu vielfachem Ausgleich der Muskelspannungen im Haltungsaufbau und damit zur Rückführung von Verspannungen und Schlaffheiten in rhythmisches Gleichgewicht. Entscheidend ist eine ruhige Aufmerksamkeit, die das Geschehen begleitet. Richtet sich das Bewusstsein auf die Atmung, so entsteht das Gefühl, die Luftbewegung nähme den Organismus mit, er werde von innen her bewegt. Das gilt besonders für die Umkehrpunkte, an denen abgewartet werden muss, bis die neue Richtung sich wie von innen gesteuert durchsetzt. Je mehr dieses Empfinden die Bewegung bestimmt, je weniger also mechanisch einfach hin und her „gewackelt" wird, desto intensiver sind die Auswirkungen auf Organismus und Befindlichkeit: Kreislauf und Atmung werden frei, äußere Muskeln werden eutonisiert, alle inneren Lebensvorgänge aktiviert.

Durch das Sich-bewegen-Lassen kommt es zu einem Ausgleich von Tätigsein und Sich-Überlassen, von Aktivität und Empfänglichkeit. Es entstehen so ein vitales Selbstvertrauen, Angstlösung, Geistesgegenwart und in sich ruhende Lebendigkeit.

Es mag zu erkennen sein, dass das Schwingen den Kern der Lehre nach Schlaff-horst / Andersen enthält, nämlich den Ausgleich zwischen menschlichem Wollen und den Gesetzmäßigkeiten der inneren Organe, zwischen zentralen und vege-tativen Hirnanteilen. Die mechanische Ausführung der Bewegungen hat deshalb kaum eine Wirkung. Achtsamkeit, „Horchen", Bewusstsein, Einfühlen bringen die Wirkungen auf die inneren Organe. Das Schwingen hat so gesehen eine meditative Seite, aber in organischer Bewegung. Es entsteht „bewegte Ruhe", die Voraussetzung für die Auswirkungen der Arbeit auf alle täglichen Bewegungen und Lebenslagen.

Ausführen lässt sich das Schwingen auf unterschiedliche Weise. Man kann allein stehen und sich irgendwo festhalten, um die Schwingungsmöglichkeit zu erweitern. Am verbreitetsten ist das Schwingen zu zweit, wobei entweder einer anleitet und dem anderen Halt und Anregung mit den Händen bietet. Oder beide schwingen miteinander und geben sich gleichwertig gegenseitig Halt und Widerstand. Man kann zu dritt schwingen mit einem Anleitenden, einem Helfer und einem, der geschwungen wird. Über die Möglichkeit des Schwingens in der Gruppe wurde schon gesprochen. Und man kann im Sitzen schwingen, wobei die Bewegung im Hüft- statt im Fußgelenk stattfindet. Auch das geht allein, zu zweit oder in der im Kreis sitzenden Gruppe.

Besondere Bedeutung beim Schwingen zu zweit haben die Hände des Anleitenden, die immer da unterstützend oder fordernd eingreifen können, wo Belebung oder Unterstützung notwendig erscheinen. Besonders die Bereiche, an denen von innen das Zwerchfell ansetzt, bieten sich dafür an, aber auch das Kreuz, der Schulterbereich und der obere Brustkorb. Wichtig beim Halt-Geben im unteren Rücken ist, dass die Hände nicht vorrangig die untersten Wirbel, sondern den Bereich des Zwerchfellansatzes, also den unteren Rippenrand anregen. Hier befindet sich der Schwerpunkt des Organismus, das innere Kraftzentrum, in dem Armmuskeln, Beinmuskeln und Atemmuskeln in einer Mitte zusammenlaufen. Hier werden die Marionetten aufgehängt und haben dann freies Spiel von Armen, Beinen und Kopf. Befestigte man sie am Steißbein oder im Kreuz, würden sie vornüber kippen.

Die *Schwierigkeiten* beim Schwingen liegen neben der Gefahr des Abknickens in den Hüften und vor allem des Kopfes, der sich oft nicht als zum Körper dazugehörig empfindet, in den Armen. Der geschwungen wird, darf zunächst seine Arme locker lassen, was schon schwer genug ist. Aber er gibt dabei oft zu viel nach und lässt sich die Arme samt Schultern nach vorne ziehen. Da bedarf es des Gegenzuges der Muskeln zwischen den Schulterblättern, die ins Gefühl gebracht werden sollten. Der Anleitende aber muss von Anfang an seine Arme, die den anderen ja halten, langsam nach hinten und dann wieder nach vorne geleiten müssen, in rhythmische Bewegung zu bringen vermögen. Und diese Bewegung muss Bezug behalten zum Rücken und zum „Kraftzentrum", unserem Schwerpunkt. Gelingt ihm das nicht, wird er beim Schwingenden wenig innere Bewegung auslösen können, weil er selbst keinen Bezug dazu hat und die Arme steif und fest macht.

Bewegungsarbeit mit Kindergruppen

Die Arbeit mit Kindergruppen ist ein besonderes Thema. Hier ist es selten möglich, gleich mit dem Schwingen zu beginnen, das ein hohes Maß an Sammlung und Selbstdisziplin verlangt.

Bewegungs- und Entdeckungslust sind groß und müssen aufgefangen werden. Die „Rhythmische Erziehung" bietet vielfältige Möglichkeiten, in spielerischer Form die Sinne aufzuschließen und zur Zentrierung zu führen. Zwischendurch aber und besonders am Ende der Stunden können die Kinder im Kreis stehen und schwingend „zu sich" und zur lebendigen Ruhe finden.

Bei aller Bewegung sind aus der Sicht der Lehre Schlaffhorst-Andersen einige Forderungen zu beachten:

- Bei Bewegung bleibt der *Mund* grundsätzlich *geschlossen*. Geöffnet wird er nur dann, wenn zusammen mit einer kraftvollen Bewegung der Arme und Beine oder zur Beruhigung nach der Bewegung die Ausatmung auf verschiedene Sprachlaute oder tönend geschieht. Danach wieder Mund zu!

Der Lippenschluss ist ein Willensakt, eine Formkraft, ein geistiger Einsatz ist dafür nötig (der geistig Gestörte hat den Mund stets offen!). Durch diesen Willensakt wird der Bewegungstrieb gezügelt und in Bewegungslust verwandelt, der fröhlich macht, anstatt auszulaugen. Man muss es erlebt haben, wie allein die Forderung, den Mund geschlossen zu halten, eine verwilderte Kindergruppe ordnen kann, und das ohne *Ver-*, sondern durch ein *Ge*bot.

- Das *Bewusstsein für den Atemvorgang* darf nicht zu früh geweckt werden. Es bringt die Versuchung mit sich, ihn zu sehr willkürlich zu beeinflussen. Und Kinder in Gruppen machen sich oft einen Spaß daraus, die Luft besonders intensiv einzuziehen. Es ist besser, die Bewegungsübungen so anzubieten, dass der Atemrhythmus enthalten ist, beim Tun automatisch hervorgerufen wird. Der Hinweis auf die Phase, in der der Mund geschlossen wird, reicht fast immer aus, einen organischen Ablauf möglich zu machen.

Wann der Zeitpunkt gekommen ist, den Atem bewusst zu machen, ist kaum vorherzusagen. Er wird im Unterricht mit einzelnen Kindern eher kommen als in der Gruppe und ist natürlich auch altersabhängig. Ist am Ende einer Stunde in einem schwingenden Kreis eine innere Sammlung entstanden, so ist es oft möglich, die einströmende Luft als „Geschenk" wahrnehmen zu lassen und so den unwillkürlichen Charakter der Einatmung deutlich zu machen. Voraussetzung dafür ist, dass der Mensch bereit und fähig geworden ist, mit sich etwas geschehen zu lassen, also der Versuchung zu widerstehen, doch vorsichtshalber noch ein wenig nachzuhelfen.

Erst wenn eine Gruppe dies leisten kann, sind Bewegungsübungen möglich, die den Atem bewusst mit einbinden. Dann aber muss immer die einströmende, uns bewegende Luft der Ausgangspunkt sein, dem die äußere Bewegung folgt. Diese ist dann stets weich und fließend und wie von innerer Kraft getragen.

Bei Erwachsenen ist das naturgemäß viel früher möglich als bei Kindern.

- Stimmeinsatz.
Im Unterricht mit Kindern werden Bewegungen häufig durch Lautäußerungen, durch Verse und Lieder unterstützt, sei es, um die Bewegungsaufgaben durch Inhalte und Bilder interessanter zu machen, sei es, um Bewegungen zu akzentuieren.
Auch hierbei sind besondere Regeln zu beachten.

Rasche oder anstrengende Bewegungen, die die Kinder „aus der Puste" kommen lassen, sind weiterhin für Sprechen und Singen tabu. Wenn hierbei Texte oder Lieder verwendet werden sollen – und sie ersetzen durch ihre Akzentsetzungen oft ein Musikinstrument –, so sollten diese vom Anleitenden oder von wechselnden Teilnehmern übernommen werden, die während dieser Zeit die Bewegungen nicht mitmachen.

In kleinere Bewegungen aber kann rhythmisiertes Sprechen oder Singen der ganzen Gruppe integriert werden, z. B. bei lockeren Armschwüngen, bei ruhigem Gehen oder beim Schwingen des Oberkörpers im Sitzen oder des ganzen Körpers im Stehen. Kreisen eignet sich dafür nicht so gut.

Die Erfahrung lehrt Folgendes:
- Beinbewegungen lassen die Stimme grob, laut, undifferenziert werden (Marschieren!), sie können sie überanstrengen oder sogar schädigen.
- Armbewegungen und Rumpfschwingen differenzieren die Stimme mehr in Richtung „schwingender" Stimme, lassen eher Denken und sprachliche Gestaltung zu.
- Sprechen und Singen mit begleitender Bewegung bedarf kurzer Phrasen, weil die Atmung durch die Bewegung rascher wird.
- Es ist dringend nötig, am Ende jeder Phrase einen ganzen oder mindestens einen halben Taktteil von Sprechen und Singen frei zu halten, um Zeit zu gewinnen für einen unwillkürlichen Einatemimpuls. Unter diesem Aspekt müssen Texte und Lieder ausgesucht oder abgeändert werden, wenn Atem-, Sprech- und Stimmlehrer/innen Unterricht geben, sonst unterscheiden sie sich in nichts von jeder Erzieherin oder jedem Lehrer. Die Kinder, ihre Bewegungen

und ihre Stimmen verändern sich unübersehbar, sie werden kultiviert, wenn so den verschiedenen Kräftebereichen Rechnung getragen wird.

Beispiel:
Aus dem Text „*Wenn die Bären Beeren pflücken, müssen sie sich meistens bücken*" sollte „*Wenn der Bär sich Beeren pflückt* <u>V</u> *geht er meistens tief gebückt* <u>V</u>" werden.

Die schwache Endung mit Endsilbe (pflück*en*) wird damit in ein Wort mit starker Endung verwandelt (*pflückt*) und ermöglicht so eine Zeit für die Einatmung. *Oder:* Bei rhythmisiert gesprochenem „Guten Tag! Alle da?" dürfen „Tag" und „da" keine ausgedehnte halbe Note erhalten, sondern eine Viertelnote mit anschließender Viertelpause. Die Stimmen verändern sich sofort unüberhörbar, werden „durchlüftet".

Das hier Gesagte gilt selbstverständlich auch für die Arbeit mit den „Atemschriftzeichen" Von den Lehrenden müssen diese Dinge ausführlich geübt werden, bevor sie sie im Unterricht einsetzen können. Viele Text- und Liedbeispiele bieten die „Kinderlieder" von Gertrude Schümann, die eigens unter diesen Gesichtspunkten, nämlich den einkomponierten Atempausen, geschaffen wurden. (Zu beziehen über den Freundeskreis der Schule Schlaffhorst-Andersen e. V.)

- Beim Bewegungsunterricht mit Kindergruppen sollte am Anfang stets das Ausnutzen des Raumes und der Bewegungslust stehen. Daran schließen sich Aufstellungen an, die noch keine Erreichbarkeit körperlicher Nähe ermöglichen. Das ist z. B. das Stehen „im Verband" oder „auf Lücke", wo alle mit dem Gesicht zum Anleitenden stehen, sodass sie ihn sehen können. Erleichtert wird solche Aufstellung, wenn den Kindern vorher „Häuschen gebaut" werden, z. B. aus Reifen oder Seilen, in denen jedes von ihnen „zu Hause" ist.
Die Kreisstellung lässt die Kinder sich gegenseitig ansehen, was zu mimischem Unsinn verleiten kann. Die Handfassung wiederum verführt zu Zerren und Schubsen. Günstiger, da „objektiver", ist das Fassen z. B. eines Rundseiles. Haben die Kinder erst zu innerer Ordnung und intensiver Wahrnehmung gefunden, werden solche Vorsichtsmaßnahmen überflüssig.

III. LEIBANSCHLUSS

1. Was ist „Leibanschluss"?

Um zu verstehen, was mit dem Begriff „Leibanschluss" gemeint ist, muss erneut festgehalten werden: Clara Schlaffhorst und Hedwig Andersen gingen sowohl für die Atmung wie für die Tonerzeugung davon aus, dass der ganze Organismus und der ganze Mensch mit allen seinen Kräften beteiligt sind.

Die Kräfte, an denen zu arbeiten ihnen möglich schien, waren
  - menschliches Denken, Wollen und Fühlen,
  - Vitalität in Gestalt von Trieben, Emotionen, Bewegungslust und
  - Atemmuskel-Spannkraft, weitgehend vegetativ gesteuert.
Sind diese Kräfte, sich gegenseitig befruchtend, im Gleichgewicht, so kann Inspiration einfließen („göttlicher Odem" nach Clara Schlaffhorst).

(Ausführlich ist über diese „Kräftelehre" nachzulesen unter dem Thema „Das Sprachquadrat" im Anhang.)

Um die Kräfte in ein Gleichgewicht bringen zu können, müssen sie zunächst gezielt „angesprochen", geweckt werden.
Der Leibanschluss war für Schlaffhorst / Andersen der Weg, um die vitalen, die Triebkräfte des Menschen aufzuschließen.

Um zu verstehen, was ihnen Leibanschluss bedeutete, geht man am besten von den Wortbedeutungen aus, „Leib" und Anschluss": Mit „Leib" ist hier nicht der ganze Körper gemeint, sondern speziell der Bauchraum, d. h. der Teil des Rumpfes, der oben vom Zwerchfell und unten vom Beckenboden begrenzt wird, sozusagen unsere „untere Etage". Es wurde nicht von „Bauch" gesprochen, weil dabei meist nur an die Vorderseite gedacht wird, die von den Bauchmuskeln begrenzt wird. Für Atmung und Stimme ist aber der ganze Raum von Bedeutung, auch und gerade der untere Rücken, der von innen durch die Zwerchfellschenkel gestützt und belebt wird.

In diesem „Leib" befinden sich die Organsysteme, die für Verdauung und Fortpflanzung zuständig sind. Nach Schlaffhorst / Andersen symbolisieren sie die beiden „Urkräfte", die alles Leben auf dieser Erde in Gang halten,

- den „Fress"- oder Selbsterhaltungstrieb und
- den Vermehrungs- oder Arterhaltungstrieb.

Aggressivität gehört beiden Triebbereichen an: Kampf um oder Verteidigung von Nahrung und Geschlechtspartner.

An diesen „Leib" mit seinen „Kräften" sollen Atmung und Stimme „angeschlossen" werden. Um das zu erreichen, um die für jedes Leben so entscheidenden „Urkräfte" für Atmung und Stimme verfügbar zu machen, sind bei den meisten Menschen mehrere Schritte notwendig:

a) Der „Leib" mit seinen Organen muss in seinen Muskelanteilen so gelockert werden, dass er durchlässig wird für die Atembewegungen, d. h. *Anschluss an die Atmung*. Die Zwerchfellbewegungen können sich dann auf die Organe übertragen und sie ständig „massieren".

b) Die auf diese Weise „eutonisch" gewordenen Leiborgane sind durchlässig für die von der Stimme erzeugten Vibrationen, also *Anschluss an die Stimmschwingungen* oder „der Leib als Resonanzkörper".

c) Die Lockerung durch Atembewegung und Stimmschwingungen ist die Voraussetzung für den *Anschluss der Urkräfte an die Tonerzeugung*. Die Lehre von den „Urlauten" gehört u.a. hierher.

Diese drei Aspekte machen den „Leibanschluss" aus, für alle drei Schritte haben Schlaffhorst / Andersen Übungswege aufgezeigt.

2. Wie ist „Leibanschluss" zu erarbeiten?

a) Anschluss der Atembewegung an die Leiborgane durch Lockerung

Das Vorgehen hierfür ist so ungewöhnlich wie elegant: Es wird nicht an der Bauchmuskulatur direkt angesetzt, wie es zunächst logisch erscheinen mag, sondern Schlaffhorst / Andersen wendeten sich an die *Mundwerkzeuge*. Was haben sie mit dem Leib zu tun? Sicher gibt es Muskelzüge, die Mund und Bauch verbinden. Aber hier geht es um die Tatsache, dass beide demselben „Kräftebereich" angehören. Nahrung wird mit dem Mund aufgenommen, mit dem Kiefer wird zugebissen und das Harte zermahlen, Lippen und Zunge saugen und schlürfen Flüssiges. Dann erst wandert der Speisebrei über Schluckakt und Speiseröhre in den Leibraum zur weiteren Verdauung und Ausscheidung. Sexualpartner begegnen sich bei Mensch und vielen Tierarten über Lippen und Zunge. Aggressionen werden mit Zähnen und nicht nur mit Klauen ausgetragen.

In den Muskeln der Mundwerkzeuge also stecken Energien unserer Triebanteile. Gleichzeitig sind sie beim Menschen zu Artikulationswerkzeugen geworden. Was für eine Begegnung: Urtriebe und menschliche Gestaltungs- und Ausdruckskraft bedienen sich derselben Muskeln! Die Auswirkungen davon sind gut zu beobachten: Sind wir im Großhirn stark angespannt, fließt sehr häufig übermäßige Energie in den Mundbereich, die Kiefermuskeln verspannen sich, die Zunge ist blockiert. Gleichzeitig wird der Atem flacher, und auch Bauchmuskeln und -organe werden festgehalten. Das bedeutet, dass die „Kräfte" im Ungleichgewicht sind, dass dieser Mensch nicht mehr genügend mit seinen Ursprungskräften verbunden ist. (Wie viele Menschen sind bis in den Schlaf hinein so verspannt, dass sie mit den Zähnen knirschen!)

Umgekehrt hängt der Kiefer beim Debilen, bei dem das Großhirn zu wenig arbeitet, schlaff herunter und mit ihm die gesamte Gesichtsmuskulatur. Arbeit an den Muskeln der Mundwerkzeuge heißt also, Großhirn und Triebkräfte ins Gleichgewicht zu bringen. Werden sie zur lebendigen Lockerheit gebracht, kann auch trotz starker intellektueller Belastungen das vitale Leben in uns zu seinem Recht kommen, d. h. der Leib wird sich gleichfalls lösen.

Übungen zur Lockerung der Mundwerkzeuge
In welcher Weise am Muskelrhythmus gearbeitet wird, wurde im Kapitel „Rhythmus – Der dreiteilige Bewegungsrhythmus" ausführlich beschrieben. Es ist die Streckung, die Ab- oder Streckspannung, über die Schlaffhorst / Andersen Muskeln in ihren natürlichen Rhythmus und damit in gelöste Bewegung zurückführten.

Für die *Kiefermuskulatur* bedeutet das Aufmachen des Mundes Nach-unten-Führen des Kiefers. Am besten ist es, man legt Mittel- und Zeigefinger vor die Ohren, dahin, wo sich das Kieferscharnier befindet und man das Muskelspiel gut fühlen kann. Man öffnet und schließt den Mund zunächst locker, um die Bewegungen fühlen zu lernen.

Nun schiebt man den Unterkiefer etwas nach vorn, sodass die unteren Zähne vor die obere Zahnreihe kommen. Das ist eine ungewohnte Bewegung, die im Alltag kaum gemacht wird. Deshalb wirkt sie oft besonders lösend.

Dann benutzt man die Hände, um dem Unterkiefer unter dem Kinn Widerstand zu geben. Gegen diesen Widerstand wird nun der Unterkiefer zuerst ganz leicht nach vorn und dann nach unten geführt. Das Ausmaß des Widerstandes muss ausprobiert werden: Zu wenig Gegendruck bietet keinen Anreiz, wirkt langweilig; zu viel verhärtet die Streckbewegung und ist unangenehm.

(Weshalb ist überhaupt die Mithilfe der Hände nötig, warum kann der Kiefer nicht selber beim Öffnen die Gegenbewegung aufbauen? Das ist durchaus möglich, aber wenn man es probiert, wird man merken, dass die Gefahr der Überspannung besteht. Sie fällt weg, wenn man die Hände benutzt.)

Nach der Streckung, die als so lustvoll empfunden werden sollte, als ob man sich mit dem Kiefer räkelte, lockert sich die Muskulatur, bevor es nach einer kurzen Anspannung (wie beim Zubeißen) in die nächste Streckung geht. Wichtig ist dabei, dass keine „Stellungen" eingenommen werden, dass also die Bewegung in Fluss bleibt ohne Haltepunkte.

Jetzt wird der Kiefer in Ruhe gelassen, und man wendet sich an die *Zunge*: Bei leicht geöffnetem Mund wird die Zungenspitze hinter den unteren Zähnen verankert, während der übrige Zungenkörper so weit wie möglich (und angenehm) nach vorn zwischen den Zähnen hindurch nach draußen gestreckt wird. Ist man ganz weit vorn, beißt man mit den Zähnen auf den Zungenrücken und zieht sie durch diesen Widerstand langsam zurück. Dann wieder Ruhe.

Das Ausmaß des Zubeißens ist wieder auszutesten: Die Zunge soll Widerstand im Zurückziehen bekommen und leicht massiert werden, es soll aber nicht zu sehr wehtun!

Durch diese Übung wird der selten benutzte hintere, untere Teil der Zunge gründlich in Bewegung gebracht, man merkt oft erst dabei so richtig, wie „riesig" dieses Organ ist.

Man spürt sonst meist nur den kleinen Teil vorn im Mund, der zur Lautbildung benötigt wird. Und es werden zusammen mit der Zunge auch Schlundmuskeln in Bewegung gebracht und gelöst.

(Weshalb wird die Zungenspitze hinter den Zähnen verankert? Erstens ist es unangenehm, die Zunge einfach so lang rauszustrecken. Vor allem aber gibt die Verankerung der Zunge Halt und mehr Kraft, der Zungenkörper kann von weiter hinten mehr nach vorn gestreckt werden. Wieder ist es am besten, man probiert beides parallel aus.)

Als nächstes werden *Zungen- und Kieferbewegung* gekoppelt:
Wieder stellt sich die Zungenspitze hinter die unteren Zähne, und wieder gibt eine Hand unter dem Kinn dem Unterkiefer Widerstand. Aber jetzt kommt die Kraft für die Kieferstreckung nicht aus seiner Muskulatur, sondern aus der der Zunge, sie drückt den Kiefer nach unten. Danach wieder Lockerheit, leichte Anspannung und erneute Streckung, und so fort.

Es ist interessant, beide Arten der Kieferstreckung zu vergleichen, je nachdem, ob Kiefermuskeln oder Zunge aktiv sind. Es fühlt sich völlig verschieden an. Ist die Zunge „dran", kann sich der Kiefer in Ruhe strecken <u>lassen</u>, das kann als richtig erholsam erlebt werden.

Wie lange die jeweiligen Übungen gemacht werden sollen, wird man selber merken: Immer so lange, wie es Spaß macht, wie es angenehm ist, wie die Muskeln nicht zu sehr ermüden. Oft spürt man dabei, wie wohltuend es ist, die „festgehaltenen" Energien im Mundbereich „ausarbeiten" zu können.

Die *seitliche Bewegung des Unterkiefers* ist eine weitere Übungsmöglichkeit. Hier lassen sich gut *Kiefer- und Lippen*bewegung miteinander kombinieren.

Der Unterkiefer schiebt sich „räkelnd" zu einer Seite, die Unterlippe stülpt sich in dieselbe Richtung. Eine Hand kann auf der anderen, „lang" werdenden Seite die Kiefermuskeldehnung durch Streichen unterstützen. Wieder ist darauf zu achten, dass die Bewegung nicht in der Dehnung stillsteht, sondern dass Lösung und leichte Anspannung vor der nächsten Streckung in organischem Fluss bleiben.

(Es ist übrigens interessant, den Unterschied auszuprobieren zwischen dieser aktiven Streckung der Kiefermuskulatur und dem Ausstreichen mit den Händen, was für den Muskel passiv geschieht. Das Ausstreichen ist sehr angenehm, aber die Lockerheit nach der aktiven Dehnung, die Energien „ausarbeitet", ist deutlich ausgeprägter.

Dies gilt auch für Massagen überhaupt. Es bringt stets mehr lebendige Lösung, wenn der Muskel selber rhythmisch gearbeitet hat.)

Nun geht die seitliche Bewegung von Kiefer und Lippen in die andere Richtung. Man wird merken, dass man eine „Schokoladenseite" hat, eine Richtung, die spontan zuerst gewählt wird und viel besser gelingt.

(Für Kinder ist diese seitliche Kiefer- und Lippendehnung gut einzukleiden in den Sketch „Familie Schiefmaul", in dem alle Familienmitglieder eine Kerze auszublasen suchen. Jeder bläst durch unterschiedliche Kiefer- und Lippeneinstellungen erfolglos in eine andere Richtung, bis der Jüngste zwei Finger befeuchtet und mit ihnen die Kerze löscht.) Die seitliche Kieferstreckung lässt sich noch variieren, indem man den Kiefer von einer Seite über tief unten zur anderen Seite führt (die Hände können das Kinn führend unterstützen). Es ergibt sich ein Hin und Her in Form eines Halbkreises (von Kindern „Affenschaukel" genannt). Man kann den Kreis auch voll werden lassen, indem man den Kiefer oben zur Anfangsseite zurückführt.

Um der *Zunge* noch andere Bewegungsmöglichkeiten zu schaffen als die der Streckung mit dem Kiefer zusammen, lasse man die Lippen locker geschlossen und gehe nun mit der Zunge im Mundraum auf „Entdeckungsreisen" (Kindern macht das sehr viel Spaß):

Man taste die „Zimmerdecke" (den Gaumen) ab und spüre dabei, wie es hinten aus dem harten, geriffelten Gaumendach in den weichen Teil übergeht. Dasselbe mache man mit dem Mundgrund, wo sich die Speicheldrüsen ertasten lassen. Dann probiert die Zungenspitze, wie es sich zwischen Zähnen und Lippen anfühlt, oben und unten. Auch die Zähne selber lassen sich inspizieren: Sind da etwa Löcher drin? Oder sind die Weisheitszähne schon, noch nicht, nicht mehr da, wo sind Lücken? Dieses Spiel dauert wieder nur so lange, wie es Spaß macht.

Danach herrscht absolute Ruhe in allen Mundwerkzeugen, und es ist der Augenblick, dem *Ergebnis* der Bemühungen nachzuspüren: Alle Organe sind durchpulst, voller Leben und sehr gut fühlbar. Der Kiefer hängt locker, sodass die Zähne sich nicht berühren, die Lippen liegen locker aufeinander, die Zunge füllt dick und breit den ganzen Mundraum aus, muss dabei aber nirgends anstoßen.

Übung „Einatmung unter der Zunge"

Aus dieser Lockerheit heraus wird jetzt die Zungenspitze in ihrer ganzen Trägheit gehoben und ein Stückchen hinter die oberen Zähne gesetzt. Gleichzeitig geht der Kiefer ein wenig seiner eigenen Schwere nach nach unten, die Lippen öffnen sich, automatisch weitet sich der Schlund, alles wird weit und gelöst. Gleich darauf wird der Mund wieder locker geschlossen.

Wer sich dabei gut beobachtet, wird merken, dass bei jeder „trägen" Öffnung des Kiefers Luft einströmt. Er wird auch gewahr werden, dass die Atembewegung ihn ganz tief in den unteren Räumen weitet, es ist, als ob im Leib ein Schwamm läge, der sich mit Luft voll saugen möchte. Das alles geschieht vollkommen von selbst, jede Hilfe unsererseits kann nur stören.

Beim Schließen des Mundes und Lösen der Zunge entweicht die Luft ebenso wie von selber, und nach einer kleinen abwartenden Pause wird der Kiefer erneut ge-öffnet, gleichzeitig mit der nach oben gehenden Zunge, und wieder ergibt sich eine Atembewegung, die uns ohne unser Zutun tief unten weitet und erfüllt.

So erleben wir den Anschluss der Atembewegung an den Leib.

Vielleicht kommt das Geschehen manchem bekannt vor? Er hätte Recht, denn ganz Ähnliches geschieht uns, wenn wir gähnen müssen: Der Mund wird uns aufgerissen, der Schlund wird geweitet, und eine Einatmung erfüllt uns bis tief in den Leibraum. *Gähnen* ist eine natürliche Tiefatmung und naturgegebener Ausgleich zwischen Vegetativum und Kopfbelastung, also Großhirn.

Nur die hochgestellte Zunge fehlt noch beim Gähnen. Sie aber ist neben allem anderen der Kunstgriff, wenn wir eben nicht gähnen müssen, sondern ähnliche Wirkungen kunstvoll herbeiführen möchten. Vielen Übenden geschieht es übrigens, dass sie mitten in die vorbereitenden Übungen hinein schon dauernd zum Gähnen gereizt werden. Daraus ist zu ersehen, wie nah die vorgegebenen Übungen den Naturvorgängen stehen.

(Natürlich haben Schlaffhorst / Andersen nach *Erklärungen* gesucht für die derartig weit gehenden Auswirkungen, die ihre „Kunstgriffe" haben konnten. Es sei vorweg gesagt: Es gibt keine Erklärungen, die wissenschaftlich nachweisbar und heute anwendbar wären. Dennoch seien ihre Versuche hier kurz dargestellt.

Z. B.: Wird die Zunge bei geöffnetem Mund zur Einatmung hochgestellt, streicht die einströmende

Luft an den Speicheldrüsen vorbei, die an der Unterseite der Zunge und im Mundgrund liegen, und hat dort einen austrocknenden Effekt. Das wird mit erhöhter Speichelproduktion beantwortet. Nun weiß man, dass, wenn ein Drüsensystem verstärkt arbeitet, sich die erhöhte Sekretion auch auf andere Drüsen überträgt, d. h. hier: auf die Drüsen im gesamten Verdauungssystem (evt. auch noch auf andere), und die befinden sich im Leibraum.

Weshalb die so aktivierten Drüsen nun „saugen" können sollen, wie Schlaffhorst / Andersen sich vorstellten, ist nicht mehr klar nachvollziehbar. Wir haben in den fünfziger Jahren noch gelernt, dass die Sekrete, die ins Blut ausgeschüttet werden, dieses zu größerer Aufnahmefähigkeit von Sauerstoff anregen und so den Einatmungssog verstärken. Aber auch die Drüsen selbst sollten nach ihrer Vorstellung „saugen" können. Am deutlichsten ist mir das Bild der „saugenden Hypophyse" geworden, das für Töne Verwendung fand, die über den Nasenweg die Kopfresonanzen und -kräfte aufschließen sollten. Wir wussten damals alle genau, was gemeint ist und wie sich das anfühlt, aber, wie gesagt, wissenschaftlich beweisen lässt sich nichts davon (vielleicht nur vorläufig?), und so sollten wir heute mit der Vermittlung dieser Erklärungen zurückhaltend sein und lieber eigene Bilder und Vorstellungen entwickeln, die ähnliche Wirkungen erzielen können, wie z. B. den sich voll saugenden Schwamm im Leibraum.)

Es kommt extrem selten vor, dass ein Mensch auf die oben geschilderten Übungen an den Mundwerkzeugen hin <u>nicht</u> mit Einatmungen reagiert, die seinen Leibraum mit erfassen, vielleicht einer von hundert. Wenn das geschieht, handelt es sich immer um Menschen mit intensiver Hochatmung, meist verbunden mit verspannter Mimik, hochgezogenen Schultern und sehr festgehaltener Bauchmuskulatur.

Ausschließlich in solchen Fällen ist es angezeigt, die Bauchdecke direkt anzusprechen:

Übung „Rhythmische Bauchmuskelbewegung"
Die günstigste Ausgangsposition ist das Liegen auf dem Rücken oder auf der Seite, beides mit angezogenen Knien, um den Leib nicht zu überdehnen.

Wie stets wird auch hier mit der Streckung nach außen, vom Körper weg angefangen, am besten auch hier gegen einen Widerstand, z. B. durch die Hände. Es darf viel Kraft in diese Streckung nach außen gelegt werden, je mehr, desto besser. Wieder nicht in der Streckung stehen bleiben, sondern gleich wieder nachgeben, leicht und kurz nach innen anspannen und erneut strecken.

Wer differenzierter beobachten kann, wird merken, dass die Muskeln über Ober- und

Unterbauch isoliert bewegt werden können. Meist macht der nicht aktiv bewegte Muskel eine leichte Gegenbewegung. Es zeigt Fortschritte an, wenn diese Differenzierung möglich ist.

Die rhythmische Bewegung der Bauchmuskulatur ist die einzige, die nicht mit der Atmung verknüpft wird. Es böte sich an, denn während der Streckung ließe sich wunderbar prusten. Warum dann also nicht?

Das Gesagte gilt ausschließlich für Anfänger, bei denen die Gefahr besteht, dass sich willkürliche Bauchbewegung mit (meist auch willkürlicher) Atembewegung gedanklich koppelt, diese Menschen also zu „Bauchatmern" werden könnten.

Vorsicht mit diesen grobmotorischen Übungen auch bei Frauen während ihrer Periode!

Auch bei den wenigen Menschen, für die diese Übungen nötig sind, sollten die mit den Mundwerkzeugen folgen, um sozusagen auch von „innen" an die Lösungen heranzukommen.

Die „*Einatmung unter der Zunge*", wie weiter oben beschrieben, ist ein wichtiger Bestandteil unseres Repertoires und aus dem Angebot von Atem-, Sprech- und Stimmlehrern und -lehrerinnen nicht wegzudenken. Immer wieder erhalte ich Berichte von Kollegen und Kolleginnen über spektakuläre Auswirkungen dieser Atemübung. Ich selber erinnere mich an eine Asthmatikerin in meinen frühen Arbeitsjahren, bei der Weiten und Lösen des Leibraumes so „einschlug", dass sie sich fortan bei den ersten Anzeichen eines Anfalles selbst helfen konnte. Mit der Zeit verlor sich ihr Asthma ganz. Das ist natürlich die Ausnahme. Aber hilfreich (und wohltuend!) ist der „Leibanschluss" für jeden Menschen, für die besonders, die zu Hochatmung und zu Verspannungen neigen.

b) Anschluss der Leiborgane an die Stimmschwingungen

Übung
Wir schließen unmittelbar an die Lösungsübungen der Mundwerkzeuge an, die in die „Einatmung unter der Zunge" mit weitendem Leibanschluss mündeten. Nun aber lassen wir die aufgenommene Luft nicht mehr einfach entweichen, sondern wir „*verwandeln die Luft in Klang*", wie Schlaffhorst / Andersen es formulierten. Luft in Klang verwandeln heißt, sie so behutsam auf- und „aus"steigen zu lassen,

dass die Stimmlippen, die sich für die Tonerzeugung schließen, nicht durch die von unten / innen kommende Ausatmungsluft bedrängt und dadurch in ihrer lockeren Schwingung behindert werden.

Das geschieht folgendermaßen: Wir behalten nach der unwillkürlich „unter der Zunge" aufgenommenen Luft die Mundstellung bei, wenn nun die Stimme eingesetzt wird, sodass ein „L" entsteht. Die Tonhöhe sollte nicht vorherbestimmt werden, sondern spontan entstehen, sie kann gehalten werden oder organisch abwärts gleiten. Die Töne sind meist relativ dunkel, durch die Lösungsübungen vorher hat die Stimme wenig Spannung.

Während des Tönens sollte nicht „ausatmen" gedacht werden, sondern es sollte dasselbe Gefühl von Saugkraft beibehalten werden, das zuvor die Einatmung bestimmte. Nur wird jetzt nicht Luft angesaugt, sondern es sind die Stimmschwingungen, die von oben vom Stimminstrument kommend „unten" den ganzen Leib durchdringen und in lockere Schwingungen versetzen – ein wunderbares Gefühl.

Wenn der Ton verebbt, die Stimmlippen also wieder aufgehen, entweicht meist noch ein wenig Restluft, bevor die nächste Einatmung uns wieder erfüllt. Die L-Stellung der Zunge sollte nur in der Lösungsphase nach dem Ton aufgegeben werden, bei Einatmung und Tönen wird sie beibehalten.

Wenn es gelingt, die Luft in der Ausatemphase so „verhalten" abzugeben, dass sie im entstehenden Ton nicht als Geräusch hörbar wird, wenn also das Empfinden von „tönender Ruhe" entsteht, von Tönen, die uns in völliger Gelöstheit ganz erfüllen, dann sprachen Schlaffhorst / Andersen von *Tönung*". Es sind Klänge, die wie „stehend" wirken, als ob sie zwischen Innen- und Außenluft schwebten.

Es gibt Bilder für diesen Zustand: Das „Prinzip des offenen Fensters" besagt, dass beim Öffnen eines Fensters nie nur Luft von außen nach innen und von innen nach außen gelangt, sondern dass beide Lüfte sich durchdringend austauschen. Auf die Stimme bezogen bedeutet dies, dass die Innenluft so behutsam an die Stimmlippen herangeführt wird, dass die Außenluft ihrerseits „wie einatmend" bis an die Stimme herankommen kann, dass also die Stimme das geöffnete Fenster darstellt, an dem der Austausch stattfindet. „*Ausgleich der Lüfte*" wurde das genannt. Diese Vorstellung deckt sich vermutlich mit der „inhalare voce" der alten italienischen Gesangsschulen. In ihnen mussten die Schüler ihre Koloraturen vor einer brennenden Kerze üben, deren Flamme sich durch den Ausatemstrom nicht rühren durfte.

Schlaffhorst / Andersen benutzten noch andere Vorstellungen, um beim Tönen den Leibraum zu erreichen, und die bezogen sich auf die *Speiseröhre*. Sie ist ein Muskelschlauch, der hinter dem Kehlkopf ansetzt und durch das Zwerchfell hindurch in den Magen führt. Vom Mund aufgenommen, führt der Weg der Nahrung über den Schluckakt und die Speiseröhre in den Verdauungstrakt, während der Weg der Luft natürlicherweise durch die Nase in die Luftröhre führt – die Art der Schleimhäute auf beiden Wegen lässt ihre jeweilige Zugehörigkeit deutlich erkennen. Sie überkreuzen sich oberhalb des Kehlkopfs (was durchaus zu Komplikationen führen kann.)

Wird nun Luft statt durch die Nase durch den Mund aufgenommen, so dachten Schlaffhorst / Andersen, es müsse sich doch auch hier die Speiseröhre wie zur Aufnahme öffnen. Außerdem bewirkt ja die „Einatmung unter der Zunge" Weitung und Lösung des gesamten Mund- und Schlundraumes, sodass auch dadurch der Muskelschlauch Speiseröhre gelockert wird. So ergibt sich ein direkter Weg in den Leibraum.

Es geht noch weiter mit der Speiseröhre: An ihrem Eingang hinter dem Kehlkopf befinden sich Schleimhautfalten, und Schlaffhorst / Andersen stellten sich vor, dass die mit den Stimmlippen zusammen beim Tönen in Schwingungen geraten, sich also an der Tonerzeugung beteiligen könnten. Das war ihre „Speiseröhrenritzenstimme", eine Bezeichnung, die für viele Scharaden herhalten musste.

Was hat es damit wirklich auf sich? Durch zwei Weltkriege mit ihren Schussverletzungen der Kehlköpfe wurde die Methode der „Oesaphagus-Stimme" entwickelt, die lehrt, mit geschluckter Luft, die kunstvoll ausge„rülpst" wird, eben jene Schleimhautfalten am Eingang der Speiseröhre so in Schwingungen zu versetzen, dass Laute und damit verständliche Sprache entstehen können – für die Betroffenen, die sonst stumm wären, ein großes Glück, auch wenn die Laute wenig ästhetisch klingen.

Eine Lauterzeugung durch die Speiseröhre ist also wirklich möglich. Dass sie aber mit den Stimmlippen zusammen schwingen und klingen könnte, ist nie bewiesen worden.

Die „Speiseröhrenritzenstimme" existiert also wohl nicht, und deshalb sollte dieser Begriff heute nicht mehr benutzt werden.

Trotzdem ist die Vorstellung, die Stimme verlängere sich nach hinten bis zur Speiseröhre, sodass ihre Schwingungen von der Speiseröhre aufgenommen und in den Leibraum geleitet werden, eine sehr förderliche Maßnahme, um „Tönung" zu erreichen.

Meine Erinnerung geht dahin, dass von „Tönung" überhaupt nur dann gesprochen wurde, wenn die „Speiseröhre angeschlossen" war.

Eine fleißige Schülerin hat uns Nachfahren noch eine Definition hinterlassen, die Clara Schlaffhorst in einer Stunde ihr gegenüber geäußert hatte: „Tönung ist überall da, wo Kohlensäure und Sauerstoff sich begegnen". Solche Definitionen machte sie kaum je offiziell und schon gar nicht schriftlich. Wir müssen uns also herantasten, um den Sinn zu entschlüsseln, der vermutlich aus einer bestimmten Situation als Vorstellungshilfe entstanden war. Kohlensäure, der volkstümliche Begriff für Kohlendioxyd, und Sauerstoff begegnen sich in jeder Zelle unseres Organismus. Also wäre „Tönung" neben der Begegnung der „sich ausgleichenden Lüfte" an der Stimme überall möglich: Eine sehr schöne und förderliche Vorstellung während der Tonerzeugung mit gelockerten Mundwerkzeugen und gelösten Leiborganen. Es gab noch andere Bezeichnungen, die dasselbe oder ganz Ähnliches meinen: „Anschluss an den großen Blutkreislauf"; „Tönen wie ein satter Säugling"; oder eben „tönende Ruhe", wie oben bereits erwähnt. Immer handelt es sich um eine weiche, volle, den ganzen Organismus durchschwingende Tonerzeugung.

Die Speiseröhre spielte bei Schlaffhorst / Andersen eine ganz große Rolle. So sollten die deutschen Endsilben, die so schwierig zu sprechen und zu singen sind, möglichst „in die Speiseröhre" genommen werden, damit sie nicht zu „eng" wurden. Alle L und Ä können uns den Weg in die Speiseröhre weisen, wenn die Stimme zu gespannt zu werden droht.

Noch ein Wort zu der „Einatmung unter der Zunge": Was zuerst langsam erarbeitet werden muss, kann dem Organismus so geläufig werden, dass mit der Zeit zwischen dem Sprechen und Singen an den Stellen, wo wenig Zeit zum Atmen bleibt, das lockere Hochstellen der Zunge mit gleichzeitigem Weitwerden des Schlundraums genügt, um einen Einatemimpuls auszulösen, der den Leib löst und so viel mehr Luft aufnehmen lässt, als es willkürlich und durch die Nase allein möglich wäre.

Das Fazit heißt also: Die Einatmung soll grundsätzlich durch die Nase erfolgen. Beim Sprechen und Singen aber, das ja durch Mund und Nase erfolgt, darf auch durch Mund und Nase eingeatmet werden, *wenn es unwillkürlich geschieht*, also nicht mit Atemhilfsmuskeln „gemacht" und hörbar geschnappt. Diese Einatmungen sind eine *Atemkunst*.

Der bei Schlaffhorst / Andersen gängige Begriff *„Luft unter der Zunge"* wurde sowohl für die Einatmung unter der Zunge benutzt als auch für die Tonerzeugung, die die Verbindung zum Leibraum aufweist.

Uns ist eine kleine Anekdote überliefert worden: Hedwig Andersen sagt nach dem Vorsingen einer neuen Schülerin: „Ein hübsches Mädchen, nicht?" Aber Clara Schlaffhorst antwortet bedauernd: „Jaja, aber keine Luft unter der Zunge", also keine Verbindung an ihren Leib und dessen „Kräfte", und das nach ihrer Meinung nicht nur mit ihrer Stimme, sondern überhaupt in ihrem derzeitigen Leben.

c) Anschluss der „Urkräfte" an die Tonerzeugung

Die „Kräfte", die von den Organsystemen des Leibraums verkörpert werden, nämlich die beiden Leben erhaltenden Triebkräfte Nahrungsaufnahme (Selbsterhaltung) und Fortpflanzung (Arterhaltung), müssen – nicht nur nach Schlaffhorst / Andersen – in die Stimmgebung einfließen, wenn der ganze Mensch in ihr Ausdruck finden will. Schlaffhorst / Andersen sprachen dabei auch von „Ur"- oder „Wurzelkraft". Man bedenke: Die Stimme ist hormonell bestimmt, ist Geschlechtsmerkmal. Der Mensch singt am strahlendsten, wenn er frisch verliebt ist, und am ausdrucksstärksten in der Liebesklage.

Schlaffhorst / Andersen bezeichneten die beiden Kräfte verkürzt mit „Hunger" und „Liebe", und sie empfanden das U als den Hungerlaut und das I als den der Liebe. Wie ist das zu verstehen?

Ich kann nur Vermutungen anstellen: Ein hungernder Mensch voller Schmerzen ist in seiner Mimik verdüstert, gibt evtl. auch stöhnende, dunkel gefärbte Laute mit vorgeschobenen Lippen von sich, die artikulatorisch geformt zum U werden können. Vielleicht wurde auch an das dunkle Hungergeheul von Raubtieren gedacht. Hingegen dürfte das animalische Liebesgefühl sich mimisch eher aufgehellt darstellen, vielleicht mir lustvoll hochgezogenen Lippen, die der Stellung des I nahe kommen.

Wer mag, kann diese Laute, verbunden mit den beschriebenen Empfindungen, für sich ausprobieren. Meine Empfehlung ist aber, ihre Anwendung auf einen späteren

Zeitpunkt zu verschieben, wenn der Organismus noch von anderen Quellen her aufgeschlossen worden ist. Nach dem bisher Geübten bestehen für die Stimme noch erhebliche Gefahren, wenn sie mit diesen „Ur"- oder „Wurzelkräften" bedrängt wird.

IV. „KOPFANSCHLUSS"

Wir gehen ebenso wie beim „Leibanschluss" von den beiden Begriffen aus: „Kopf" und „Anschluss".

„Kopf" muss nicht näher erklärt werden, aber was soll an ihn „angeschlossen" werden?

Wieder handelt es sich um drei Faktoren:

    1. um die Luftführung in die Nase,

    2. um die Durchdringung des Kopfes mit Stimmschwingungen und

    3. um die „Kopfkräfte", die in der Stimmgebung wirksam werden sollen.

1. Luftführung in die Nase

Die Nase ist das natürliche Aufnahmeorgan für die Luft. Sie ist mit denselben Schleimhäuten ausgekleidet wie die gesamten Luftwege, nämlich stark durchblutet, feuchten Schleim absondernd und mit Flimmerhärchen versehen, die eingedrungene Fremdkörper nach außen „wedeln". Die Nase ist ein sehr großes Organ, viel größer, als uns bewusst ist, die wir bei „Nase" meist nur an den kleinen Zinken denken, der außen zu sehen ist. Die Luft kann in großen Windungen an drei „Muscheln" entlang hoch bis in Augenhöhe geführt werden, bevor sie über Stimme und Luftröhre in die Lunge aufgenommen wird.

Leider ist es so, dass bei üblichem, ziemlich flachem „Alltagsatem" nur die unterste Windung der Nase benutzt wird, die oberen Anteile also ungenutzt bleiben. Dort oben aber liegen die wesentlichen Riechnerven, sodass wir diese selten wirklich intensiv nutzen. Wenn wir aber bewusst Duft aufnehmen, lassen wir die Luft ganz langsam einströmen und weiten die Nasenflügel, damit der Duft auch die obere Nase und ihre inneren Räume ganz erfüllen möge.

Hier läge eine erste Übungsvorstellung, um den Nasenweg zu beleben.

Clara Schlaffhorst hatte die Vorstellung, dass von den obersten Nasenräumen aus

Sauerstoff direkt in die oben angrenzenden Gehirnanteile aufgenommen werden kann. Sie erklärte sich so die sehr wach machende Wirkung der so geübten Nasenatmung.

(Kürzlich erschien im „Spiegel" ein kleiner Artikel darüber, dass auf eben dem oben beschriebenen Wege Schadstoffe ins Gehirn gelangen können. Weshalb dann nicht auch Sauerstoff?)

Um den Weg für die Stimmschwingungen vorzubereiten, nutzte sie den Ausatemstrom und ließ auch ihn so hoch und intensiv wie möglich das ganze Nasenorgan warm durchdringen.

Bevor wir zu diesen Hauchübungen kommen, biete ich einige Übungen an, die Gertrude Schümann bei dem damals bekannten Gesangslehrer Emil Lardy gelernt und an dieser Stelle in die Bemühungen von Clara Schlaffhorst um den „Nasenanschluss" eingefügt hat. Wir nannten sie „Schornsteinfeger-Übungen", weil sie die Nase so „durchputzen", dass anschließend die zarten Luftführungsübungen viel leichter und mit erhöhter Wahrnehmung gelingen. Clara Schlaffhorst war von den Auswirkungen der Übungen bei G. Schümann begeistert, als sie wieder einmal bei ihr sang: „Das habe ich doch schon immer bei Ihnen gewollt!"

Deshalb seien die Übungen hier eingefügt.

Übungen von Emil Lardy („Schornsteinfeger-Übungen")
Es ist günstig, sich vorher gut die Nase zu putzen und ein Taschentuch bereit zu halten, da durch das Üben aus immer tieferen Schichten Schleim gelöst wird.

Lardy-Übung 1
Wir gehen in Gedanken in einen Kuhstall und erleben mit, wie den Tieren Spreu (gehäckseltes Stroh) vorgeschüttet wird. Sie fressen nicht sofort, sondern haben offenbar das größte Vergnügen daran, intensiv in die Spreu hineinzublasen, sodass das leichte Material aufweht. Wir versuchen, es den Kühen gleich zu tun: Mit riesigen Nüstern blasen wir von oben herab intensiv durch die Nase nach unten, lassen in Ruhe Luft hereinkommen und blasen erneut. Nicht zu oft machen, es könnte Schwindel entstehen.

Lardy-Übung 2
Nach einer kleinen Pause schauen wir in Gedanken einem Hund zu, der einen

frischen Maulwurfshaufen aufgräbt. Hat er das Eingangsloch freigelegt, steckt er die Nase hinein, um schnüffelnd Witterung zu nehmen. Dabei kommt ihm natürlich Sand in die Nase, den er ärgerlich stoßartig auspustet. Und so geht es weiter.

Wir ahmen ihn nach: Lockeres Einschnuppern der Luft und ärgerliches kurzes Auspusten wechseln sich ab. Gefahr von Schwindel besteht hier nicht mehr, da Ein- und Ausatmung sich die Waage halten.

Das leichte Einschnüffeln fällt manchem schwer, Voraussetzung dafür ist eine lockere Oberbauchmuskulatur. Man fange langsam damit an und steigere dann behutsam. Es darf nicht zu willkürlich geschehen, sondern „wie von allein". (Es ist eine ähnliche Bewegung wie beim Hecheln von Hunden, ein Vorgang, der ihnen, die sie keine Schweißdrüsen haben, Wärmeausgleich über Zunge und Maul verschafft.)

Vor der dritten Lardy-Übung kehren wir zu den Hauchübungen von Schlaffhorst / Andersen zurück. Die Nase ist jetzt gut „durchgeputzt" und sehr „wach" und dadurch besonders fähig für Wahrnehmungen.

Hauchübung
Wir spreizen ein wenig die Nasenflügel, so wie wir es beim Aufnehmen von Duft tun.

Wenn Luft einströmt, wird es in der Nase kühl, wir spüren es bis ganz nach oben. Wird die Luft wieder hergegeben, erfüllt sie den weiten Nasenraum mit wohltuender Wärme.

Spürt jemand noch keine Wärme, halte man einen Finger direkt unter die Nase. Der Finger nimmt die Wärme immer wahr, sodass das Wärmegefühl ins Bewusstsein tritt und auf die Nase übertragen werden kann, das ist für Anfänger wichtig.

Wir öffnen leicht die Lippen, sodass etwas von dem Hauch auch durch den Mund entweichen kann. Der Hauptstrom aber geht aus der Nase. Meist hebt sich die Oberlippe etwas zusammen mit den Wangenmuskeln, die wie lächelnd wirken, wenn die Gedanken und Empfindungen in die oberen Nasenanteile führen. Die Luft darf nicht schnell entweichen, wenn sie gefühlt werden soll. Wir denken uns den Hauch wie selbsttätig aus der Lunge aufsteigend und begleiten ihn mit unseren Empfindungen.

Es ist zu spüren, dass die Luft in der Nase mit der Zeit immer wärmer wird. Das liegt einerseits daran, dass die Wahrnehmungsfähigkeit wächst, aber auch daran, dass die Lunge aus immer tieferen Arealen Luft abgibt.

Jetzt denken wir uns den Hauch nicht nur bis in die oberen Nasengänge aufsteigend, sondern machen uns klar, dass die Nase tief in den Kopf hineinreicht, fast bis auf die Höhe der Ohren. Wir werden zum „Nasentier" mit fast so großen Nüstern wie die Kühe! Und wir stellen uns vor, dass die Wärme nicht nur in die Nase steigt, sondern auch in die Augen. Unsere Augen strahlen Wärme aus! Wir gehen noch einen Schritt weiter: In den Legenden und Märchen aller Völker dieser Erde gibt es das „dritte Auge" in der Mitte der Stirn über der Nase, das Licht- und geistige Kraftzentrum in der Chakrenlehre. Wir denken den aufsteigenden warmen Hauch also bis in *drei* Augen und intensivieren dadurch das Wärmeempfinden in den oberen Nasengängen enorm.

Bald wird es möglich, gedanklich den ganzen Kopf zu durchdringen, Wärme strahlt dann aus den Ohren, durch die Haarwurzeln in die Haare, sodass eine Korona um unser Haupt entstehen kann bei jeder Ausatmung.

2. Durchdringung des Kopfes mit Stimmschwingungen

Jetzt sind wir bereit, diese warm den Kopfraum erfüllende Luft „in Klang zu verwandeln".

Lardy-Übung 3
Mit zwei Fingern werden die Nasenlöcher zugehalten und die Ausatmungsluft leicht angeschnaubt, so als ob man sich schnäuzen möchte. Ist ein leichter Druck entstanden (nicht zu stark!), lösen wir die Finger ab und lassen die angestaute Luft stimmhaft in die obere Nase schießen. Wenn das ohne zusätzlichen Druck geschieht, entsteht ein kurzer, sehr heller Ton, von dem man den Eindruck hat, er entstehe oben in der Nase und keinesfalls an der Stimme. Diese Vorstellung ist wichtig: Nicht die Stimme macht den Ton, sondern die Nase! (Real hat die Stimme Randschwingungen, die Tonschwingungen wirken ganz vorwiegend in der Nase und machen die Helligkeit des Tones.) Würden wir die angeschnaubte Luft gedanklich auf die Stimme loslassen, würde diese viel zu stark belastet, und die Helligkeit würde fehlen.

Der entstandene sehr helle, sehr feine, wie schwebende Ton („Schleimhauttönchen" wurde er genannt) kann dann ausgesponnen werden. Lässt man ihn langsam sinken, muss man sehr aufpassen, dass er nicht seine hellen Anteile verliert, d. h. man muss artikulatorisch immer wieder nachfassen, eine leicht lächelnde Mundstellung einnehmen und nach hoch oben, den Ton wie oben angeleint denken. (Vorsicht, dass nicht Augenbrauen und Stirn sich mit anspannen, sondern nur die Wangenmuskeln!) Dann schwebt er so leicht und fein im Raum auch bis in dunkle Lagen, dass niemand so recht weiß, wo er eigentlich herkommt. Und er wird schier unendlich lang, weil er die Luft nur wie in einem dünnen Fädchen hergibt.

Manchem hilft die Vorstellung, es quölle ein „Nasenfädchen" hervor wie bei einer Spinne ein Spinnwebfaden. Oder aus der Nasenspitze ringele sich ein Rauchfähnchen.

Die Lippen waren anfangs zwar leicht geöffnet, aber durch ng- oder n-Stellung der Zunge entwichen Luft und Schwingungen doch nur durch die Nase. Mit der Zeit lässt sich durch vorsichtiges Lösen des Zungen-Gaumen-Verschlusses der Mundweg zusätzlich öffnen, wodurch der Vokalcharakter in Erscheinung tritt (vorher nur nasal gebildete Vollklinger). Es entsteht ein Ä- oder A-ähnlicher Laut, der sich in immer klarere Vokale verändern lässt.

Das Ergebnis dieser Übungen ist große Wachheit und Belebtheit der Nasenräume, der Stirn und des ganzen Kopfes, es fühlt sich alles leicht und licht an. Darüber hinaus haben sie sehr praktische Auswirkungen:

Die Stimme gewinnt an Spannkraft und damit an „Höhe", es lassen sich u. U. mehrere Halbtonschritte in den hellen Lagen dazugewinnen. Und die Vokale werden klarer! Man kann sich mit Kieferstreckung und Lippenspannung oft noch so sehr bemühen: Die Vokale bleiben dumpf. Nur durch Luft- und Klangführung in die Nase und die damit verbundenen artikulatorischen Spannungen nach oben werden die Laute kristallklar. Damit aber sind wir mitten im folgenden Thema.

3. „Kopfkräfte", die in der Stimme wirksam werden

Die „Kopfkräfte" wurden von Schlaffhorst / Andersen auch „artikulatorische Kräfte", „geistiger oder artikulatorischer Zugriff" genannt. Luft und Klänge, die aus der Lunge und von der Stimme aufsteigen, werden durch die „Mundwerkzeuge", die

Artikulationsorgane geformt. Die „Kopfkraft" ist hier also als *Formkraft* zu sehen und zu erleben. Man könnte diese Kraft auch in der Formung der Stimme durch die sprachlichen Elemente sehen. Durch sie wird Tonerzeugung zu *menschlicher Aussage*, nicht nur zu animalischen, ungeformten Lauten.

(Um die „Kopfkraft" noch besser zu verstehen, denke man an Menschen, denen sie bis zu gewissen Graden fehlt, die Debilen oder Schwachsinnigen. Bei ihnen fehlt eben dieser „artikulatorische Zugriff": Der Mund steht hängend offen, die Zunge ist schwer und unbeweglich, die Wangenmuskeln sind schlaff.)

Kehren wir zurück zu der Luft- und Stimmführung in die Nase. Schon für sie ist „führende Kopfkraft" notwendig, Gedanken und Vorstellungen sind es, die in die oberen Räume führen. Dazu sind artikulatorische Spannkräfte nötig (Oberlippe, Wangenmuskeln wurden genannt), die allerdings nie krampfhaft eingesetzt werden dürfen, sonst zieht sich automatisch die Stirn in Falten und der Kopf wird verspannt, anstatt in Lockerheit zu formen.

Wieder können Vorstellungen hilfreich sein: Jalousien werden hochgezogen, Licht kommt herein, man hört sich freundlich lächelnd zu. Der Kiefer bleibt bei alledem locker.

Ein Artikulationsorgan muss noch gesondert erwähnt und geübt werden: das Gaumensegel mit dem Zäpfchen.

Übung Gaumensegel
Der Unterkiefer ist locker weit geöffnet, die Zunge flach im Mund und möglichst weit vorne. Es wird ein ng gebildet: Hinterer Zungenrücken und sich senkendes Gaumensegel bilden einen Verschluss. Nun wird ein ganz kurzes A gedacht: Das Gaumensegel springt nach oben, der Zungenrücken senkt sich.

Am besten nimmt man einen Handspiegel zu Hilfe und schaut dem Geschehen zu, um dafür zu sorgen, dass es vorrangig das Gaumensegel ist, das die Arbeit leistet. Es ist nämlich oft ziemlich faul und überlässt gerne der Zunge die Hauptaktivität. Das lässt sich verhindern, indem die Zunge so wenig wie möglich tut, sodass das Gaumensegel regelrecht hochspringen muss. Eben dies lässt sich fast nur mit Spiegel dirigieren.

Es entsteht ein kurzes, lustiges, sehr lichtes und klares A, das mit der Zeit verlängert werden kann. Auch andere Vokale lassen sich probieren, aber am besten geht es mit A.

Die Muskulatur des Gaumensegels wird, wenn man die Übung häufig macht, gut trainiert und steht dann beim Sprechen und Singen für alle Vokale zur Verfügung.

Wir resümieren: Alle artikulatorischen Bewegungen, die nach *oben* gehen: Gaumensegel, Oberlippe, Wangenmuskeln helfen, Luft und Schwingungen in die Nase zu führen, die Laute dadurch „licht" zu machen. Und sie machen den Kopf zum Resonanzkörper und schließen ihn an die „Kopfkräfte" an.

Der Weg zum „Kopfanschluss" ist der Weg von Luft und Stimme in die Nase, möglich nur über „artikulatorischen Zugriff".

V. VERBINDUNG VON KOPF- UND LEIBANSCHLUSS

Weder das eine noch das andere allein kann das letzte Ziel sein. Beides sind Schritte auf dem Weg zum „Ganzsein". Jedes für sich allein birgt auch Gefahren: Überspannung im einen, Unterspannung im anderen Fall. Bei den Übungen zum Leibanschluss wurde deutlich, dass die Töne sehr dunkel waren und „animalisch" klangen: Es fehlte ihnen die artikulatorische Formung, die auch der Stimme Spannkraft verleiht.

Der Leibanschluss gibt den Tönen dunklen, vollen Klang, die „Untertonreihe". Der Kopfanschluss bringt Licht, Spannkraft, Formung, die Obertonreihe.

Versuchen wir also, beide „Kräfte", beide „Anschlüsse" zu vereinen. Das funktioniert nur, wenn die Übungen beider Wege schon geläufig sind. Wir erinnern uns also der Übungen für die „Einatmung unter der Zunge", das „Ausarbeiten" der zu großen Spannungen in den Mundwerkzeugen, das wohlige Lösen der Leiborgane und ihr lockeres Durchtöntwerden.

Und wir vergegenwärtigen uns den sensibilisierten Nasenweg mit den lockeren artikulatorischen Spannungen.

Es gibt eine Übung, durch die wir relativ einfach zu der angestrebten Verbindung kommen, sie sei hier beschrieben.

Übung
Als Kind macht man gern jemandem eine „lange Nase" oder streckt ihm die Zunge heraus, wenn man ihn „blöd" oder „doof" findet – bei den Erwachsenen natürlich sehr verpönt! Wir erinnern uns jetzt mit Vergnügen daran und machen das Folgende:

Eine Hand wird gespreizt mit dem Daumen auf die Nase gesetzt: Das ist die „lange Nase". Der Mund formt die Laute BL, d. h. die Lippen öffnen sich, der Kiefer geht runter, und die Zunge stellt sich hinter die oberen Zähne mit Tendenz nach vorne (sie möchte sich ja rausstrecken!). Die Stimme sagt „aus Leibeskräften" „BL", aber ihre Schwingungen platzen nicht zum Mund heraus, sondern sie werden größtenteils in die „lange Nase" geschickt, zu der die Zungenspitze ja hinweist. Es gibt einen leicht nasalen Klang. In Gedanken kann man dabei nach Herzenslust z. B „Du Blödmann!" sagen.

Was geschieht da? Die Mundstellung kennen wir: Geöffneter Kiefer, nach oben gestellte (zur Nase weisende!) Zunge, das führte (über die Speiseröhre) zum Leibanschluss. Luft- und Stimmführung in die Nase mit leichten Spannungen der Artikulationsorgane nach oben (evtl. leicht gekrauster Nase), das vermittelte den Kopfanschluss.

Die Übung macht viel Spaß, wenn so „unten" und „oben", dunkel und hell sich ideal mischen, ohne dass irgendwo ein zu großer Druck entsteht. Die die „lange Nase" machende Hand kann natürlich mit der Zeit weggelassen werden, die Gedanken genügen.

Dem „BL" kann dann vorsichtig ein „halbes Ä" angehängt werden: Das ergibt sich durch das Loslösen der Zungenränder von den oberen Zähnen beim L, die Spitze bleibt.

Es klingt dann halb nach L, halb nach Ä. Wer es probiert, wird merken, wozu das gut sein soll: Löste man gleich die ganze Zunge von den Zähnen ab, würde der Weg der Schwingungen in die Nase sehr gefährdet, das Ä würde sozusagen zum Mund herausfallen, und Kopfanschluss und Helligkeit (Obertöne) wären dahin. Aber mit der Zeit ist es natürlich möglich, auch mit abgelöster Zungenspitze nicht nur das Ä, sondern alle Vokale so ausgeglichen zwischen Dunkel und Licht zu tönen, ganz gleich, ob das singend oder sprechend geschieht. Natürlich fallen dann auch die extremen Vorstellungen von „langer Nase" und rausgestreckter Zunge weg.

Als Bild für das Tönen im Zusammenklang von „Leib" und „Kopf" eignet sich vorzüglich die Pyramide: Von breiter Grundfläche ausgehend (Beckenboden) erheben sich Luft und Klang bis in die Spitze der Pyramide (Nase, Kopf). Es ist ein wunderbares Gefühl, so durchtönt zu werden. Die Stimme kann geschmeidig durch beliebige Tonhöhen wechseln, auch die Sprechstimme klingt farbig und abwechslungsreich.

Es ist sehr interessant, einmal auf einer Tonhöhe bleibend ein L oder Ä nur zum Munde herauszulassen mit „hängenden" Artikulationsorganen und dann während des Tones Oberlippe, Wangen und Gaumensegel zu heben, um den Klang auch in die Nase und damit in die Kopfräume zu leiten: Die Bedeutung des „artikulatorischen Zugriffs" wird hier überdeutlich, wenn aus einem dumpfen Klang ein klarer, obertonreicher Ton wird. Man mag dann kaum glauben, dass es *nicht* die Tonhöhe ist, die sich verändert.

Auf der Grundlage der so erarbeiteten Tonerzeugung lässt sich fast alles anschließen, singend wie sprechend. Um ins „normale" Sprechen zu kommen, kann man z. B. den Hey-Vers auf L benutzen („Lang lauscht Lilli …"). Dabei bleibt das L als „Anker im Leibraum" erhalten, die Vokale aber wechseln. Es wird dann deutlich, wie unterschiedlich die Ansprüche der einzelnen Vokale an Stimme und Artikulation sind. Das I z. B. mit seiner Verengung in Mund und Stimme braucht dann dringend die Erinnerung an die Weite des Ä („Ausgleich der Vokale" ist das Fachwort dafür). Und das E mit seinen feinen Schwingungen verträgt überhaupt keinen Druck, sonst wird sofort die Stimme fest und der Ton eng, und es verliert seinen Charakter. Es macht viel Freude, das auszuprobieren!

Schließlich kann in beliebige Texte übergegangen werden, wobei Gedichte mit vollem Klang hier besonders günstig sind (Beispiel: „Nachts" von Friedrich Hebbel, „Quellende, schwellende Nacht …").

Die aus alledem resultierende Tonerzeugung ist weich, weit, volltönend und doch licht, alle Körperräume füllend. Dies ist die Voraussetzung für eine Stimme, die auch große Räume füllen soll! Die Regel heißt also: **Möchte man mit der Stimme außen „weiträumig" werden, muss man es innen sein!** Es nützt gar nichts, *lauter* zu werden, das überanstrengt nur die Stimme und klingt unangenehm. Nur die „weiträumige" Stimme ist tragfähig! Man weiß vom Geigenbau, dass die Instrumente, die in der Nähe laut klingen, nur geringfügig „tragen". Am weitesten sind die Streichinstrumente zu hören, die in der Nähe eher gedeckt klingen. Die Tragfähigkeit aber macht ihren Wert aus.

Beherzigen wir dieses Wissen zum Nutzen unserer Stimmen! Nehmen wir alle Vorstellungen zu Hilfe, die weit und locker machen, vor allem im Schlund- und Stimmbereich: Gähnstellung; nach hinten verlängerte Stimme, die die Speiseröhre mit erfasst oder sogar hinten „zum Halse herauswächst"; Schwingungen, die vom ganzen Organismus aufgenommen, „angesaugt" werden, was das „Rausfallen" von Luft und Klang aus dem Mund verhindert.

(Für Kenner der Solar-Lunar-Lehre: Die Vorstellungen sind stark lunar betont. Solare sollten als Gegenbewegung zum Sog nach innen spüren, wie trotzdem warmer Ausatmungshauch Mund und Nase verlässt. Sie müssen also zweiseitig denken.)

Häufig werden wir von Laien gefragt, die unerwartet vor Menschen sprechen müssen, ohne dies vorher getan zu haben, was sie denn bedenken könnten. Mir scheint der wichtigste Hinweis, dass sie nicht glauben, laut auf das Publikum zusprechen zu müssen. Dadurch bleibt man nämlich nicht „bei sich", man verliert und überanstrengt sich und seine Stimme. Es hilft die Vorstellung, die Leute säßen *hinter* einem. Damit wächst die Chance, die Stimmschwingungen zuerst in den eigenen Organismus zu schicken, ihn als Resonanzkörper zu nutzen. Sofort wird die Tonerzeugung weicher, voller, weiträumiger und für die Zuhörer besser aufzunehmen. Die fühlen sich oft bedrängt und „angegriffen", wenn Redner mit ihrer Stimme auf sie losgehen. Diese Hinweise sind relativ einfach umzusetzen und sicher auch für unseren internen Rahmen ab und zu gut in Erinnerung zu rufen.

Die Tonerzeugungen, die bisher erörtert wurden, waren in ihrem Charakter vorwiegend weich, weiträumig, schwingend. Möglicherweise hat mancher Leser den impulshaften Zugriff, die kraftvolle Stimme, die „Dramatik" vermisst.

Das sind die Phänomene, die durch den Anschluss der Stimme an die *Atemkraft* erreicht werden. Von ihm soll im nächsten Kapitel die Rede sein.

VI. ATMUNG UND STIMME

1. Die Stimme als „Atemorgan"

Die fundamentale Erkenntnis von Clara Schlaffhorst und Hedwig Andersen zum Thema „Atmung und Stimme" war die, dass die Stimme in die Atembewegung einbezogen ist: Spannt und senkt sich das Zwerchfell bei der Einatmung, werden die Stimmlippen geöffnet und damit gelängt; steigt das Zwerchfell (z. B. durch die elastische Lungenzusammenziehung), haben die Stimmlippen die Tendenz zum Schließen; nur beim tönenden Einsatz der Stimme schließen sie sich wirklich und spannen sich dabei, um schwingungsfähig zu werden – je nach Tonhöhe, Lautstärke und Sprachlaut in unterschiedlichem Maße.

Auch in stummem Zustand also ist die Stimme mit der Atmung zusammen in andauernder rhythmischer Bewegung, und zwar in Gegenbewegung zum Zwerchfell: Anspannung des Zwerchfells bringt Längung (Abspannung) und Öffnung der Stimmlippen, durch Abspannung (Steigen) des Zwerchfells werden die Stimmlippen spannungsfähig. Lockerheit haben beide gemeinsam.
   Die Stimme ist also auch dann ständig in Bewegung, wenn sie nicht klingt. Ihre Qualität, wenn sie eingesetzt wird, hängt sehr davon ab, wie vorher geatmet wurde. **Einatmungsqualität und Tonerzeugung bedingen sich.**

Die Verbindung von Atem- und Stimmbewegung sahen Schlaffhorst / Andersen in der gemeinsamen Innervation. Sie glaubten, ein Ast des „Atemnervs", des nervus phrenicus, der vom Atemzentrum im verlängerten Rückenmark ausgehend in zwei Strängen zu den beiden Zwerchfellkuppen führt, zweige in Höhe des Kehlkopfes ab und versorge dort den Muskel, der die Stellknorpel innerviert und die Stimmlippen hinten öffnet, den Posticus. Die Vorstellung war einleuchtend und beeindruckend. Nur leider: Diesen Ast des nervus phrenicus zu den Stellknorpeln gibt es nicht! Dennoch bleibt die Tatsache bestehen, dass die Stimmlippen bei der Einatmung geöffnet werden. Wir können also bei der Vorstellung bleiben, dürfen sie nur nicht wie früher mit dem Phrenicus begründen.

Der Posticus, der die Stellknorpel bei der Einatmung in Drehbewegung öffnet, könnte demnach zu den Atemmuskeln gerechnet werden – ein unüblicher, aber logischer Gedankengang. Er hieße: **Der Posticus mit den Stellknorpeln ist der Atemmuskelanteil des Stimmapparates.**

Wenn aber jede Einatmungssenkung des Zwerchfells mit einer Öffnung der Stimmlippen einhergeht, so muss auch die rückhaltende Einatem-*Tendenz* des Zwerchfells im kraftvollen Ton die Stellknorpel dazu bewegen, die Stimme „lang" zu halten mit der *Tendenz* zur Öffnung. Genau dies geschieht auch und begründet den Weg der Stimmerziehung in der Schule Schlaffhorst-Andersen. **Die Einatemtendenz des Zwerchfells, die sich über die Stellknorpel als „Langhalten" der Stimme auswirkt, bildet das Gegengewicht gegen die Gefahr überhöhter Spannungen im Stimmmuskel** und ist damit die Grundlage auch der stimm*therapeutischen* Arbeit. Auf diesen Aspekt wird später ausführlich eingegangen werden.

2. Luftergänzung beim Sprechen und Singen (Phonationsatem)

Das *Ausmaß der Stimmlippenöffnung* ist davon abhängig, *wie* eingeatmet wird. Wir wissen alle, wie groß die Versuchung ist, zwischen dem Sprechen und Singen die Luft stark willkürlich einzuziehen. Wir wissen aber auch, dass die „natürliche" Einatmung unwillkürlich geschieht. Zur Zeit von Schlaffhorst / Andersen glaubte man noch, das Zwerchfell werde rein vegetativ durch den n. phrenicus innerviert. Leo Kofler hatte in seinem Buch gesagt, dass „keine Macht der Welt die Stimmlippen öffnet als das Zwerchfell". Heute weiß man, dass durchaus auch willentliche Einflussnahmen möglich sind, die z. B. von gedanklichen Vorstellungen herrühren (wir kommen darauf noch ausführlich zurück). Aber es bleibt ein großer Unterschied, ob eine gedankliche Beeinflussung stattfindet oder ob die Luft willkürlich gezogen wird und die Stimmlippen dadurch manchmal ventilartig zugezogen werden. Ein Einatemgeräusch an den nicht geöffneten Stimmlippen ist dabei die unüberhörbare Folge. Das kann auch bei Naseneinatmung geschehen, nicht nur beim „Schnappen" der Luft durch den Mund. Die Auswirkungen sind gravierend. Es geht nicht allein darum, dass die Schleimhäute der Stimme durch den Luftzug gerieben, gereizt und ausgetrocknet werden. Vor allem gerät der musculus vocalis aus seinem Bewegungsrhythmus. Nach der Anspannung beim Stimmeinsatz wird ihm die Abspannung, die Längung also, und die Lösung danach verwehrt. Er gerät in Dauerspannung und wird dadurch überanstrengt, die Tonerzeugung wird immer enger und angestrengter.

Der Grund für diese Entgleisung liegt wieder im Großhirn. Sprechen und Singen sind Willensakte. Der Mensch ist erfüllt von dem, was er ausdrücken möchte, und so lässt er seiner Natur nicht mehr genügend Raum. Schlaffhorst / Andersen sprachen in diesem Zusammenhang vom *Gehirnrhythmus*. Sie unterschieden zwischen Großhirn und Kleinhirn und benutzten den Begriff „Kleinhirn" dabei als Sammelbezeichnung für *alle* vegetativen Anteile des Gehirns, die „hinten" und „innen" liegen (in einem Brief an Gertrude Schümann in den fünfziger Jahren hat Hedwig Andersen dies noch einmal klar formuliert). Die Vorstellung ging dahin, dass beim Sprechen und Singen die Großhirnaktivität im Vordergrund steht, während bei der Luftergänzung zwischendurch das „Kleinhirn" tätig wird (in der Zwerchfellaktivierung und Stimmöffnung). Was man auch immer physiologisch davon halten mag: Die Auswirkungen dieser Vorstellung sind enorm. Sie bieten dem Sprechenden und Singenden die Möglichkeit, seinen Willenseinsatz bei jeder Luftergänzung „abzugeben", eine andere Kraft in sich wirksam werden zu lassen. Die Aussagen werden dadurch ruhiger und gelassener.

Hier ist Gelegenheit, den Begriff *„Tiefgriff im Gehirn"* zu erörtern. Wenn Schlaffhorst / Andersen von „Tiefgriff" sprachen, so war nicht die Tiefe von oben nach unten, sondern die von vorn nach hinten gemeint. So bedeutet der „Tiefgriff des Zwerchfells" den Anschluss seiner hinteren Anteile mit den Zwerchfellschenkeln an die Atembewegung und der „Tiefgriff des Gehirns" den Anschluss des oben beschriebenen „Kleinhirns" auch an den Denkvorgang. Anders ausgedrückt: Die vegetativen Anteile des Gehirns sollen nicht allein dann arbeiten, wenn sie für die vegetativ-organischen Funktionen (z. B. Atmung) „dran" sind, sondern sie sollen beteiligt oder „leben gelassen" werden, wenn das Großhirn arbeitet. Noch anders ausgedrückt: „Mensch" und „Natur" sollen in Einklang gebracht werden.

Eine Übung, die dies besonders deutlich macht, wurde mir aus einer Seh-Schule (Bad Eilsen) berichtet.

Übung

Man denke sich beim Sehvorgang die Augen hinten in die Hinterhauptsschale eingebettet und schaue aus dieser hinten „angelehnten" Position heraus nach vorn. Man wird merken, dass das „Vorderhirn" entlastet wird und dass das Gehirn wie nach hinten geweitet wird. Aus „Gucken" wird „Schauen". Das Gesichtsfeld erweitert sich deutlich, die Augen werden geschont. Wenn man sie zwischendurch kurz „fixierend" auf einen Gegenstand richtet, wird der Unterschied unübersehbar.

Ich meine, dass Schlaffhorst / Andersen absolut dasselbe meinten, wenn sie vom „Tiefgriff im Gehirn" sprachen. Von der Seh-Übung ausgehend versuche man, bei allem Denken (vor allem bei konzentriertem!), beim Autofahren, am Computer, bei anderen Feinarbeiten die Energie so auf den gesamten Gehirnraum zu verteilen. Und man wird gewahr werden, wie Kraft schonend, wie viel „ganzheitlicher" alle Tätigkeiten dadurch werden. Man wird aus dem verengten, punktuellen Denken befreit und in ein weiträumiges, umfassendes hineingeführt. Es ist ein Genuss!

Zurück zur *Luftergänzung beim Sprechen und Singen*. Schlaffhorst / Andersen unterschieden dabei zwei Arten: den „Blutimpuls" und den „Stimmatem". Beide Begriffe sind heute überholt. Aber sie sollen kurz erläutert werden, denn sie beinhalten die organischen Möglichkeiten der Luftergänzung, werden jetzt nur anders bezeichnet.

„Blutimpuls" meinte den Atemimpuls, der vegetativ gesteuert vom Atemzentrum im verlängerten Rückenmark ausgeht, nämlich dann, wenn im Blut (daher der Name) die Sauerstoff-Kohlendioxyd-Konzentration zu Ungunsten des Sauerstoffs verschoben ist: „Das Blut will Sauerstoff". In der Praxis bedeutet das Warten auf den natürlichen Einatemimpuls, bevor weiter gesprochen oder gesungen wird. Das kommt in Frage, wenn beim Sprechen eine Pause vor einem neuen Gedankengang gemacht wird oder beim Singen vor einer neuen Phrase eine Pause einkomponiert ist. (Um den „Blutimpuls" intensiver erlebbar zu machen, wurden im Hause Schlaffhorst-Andersen manchmal viel zu lange Pausen beim Singen gemacht und der Rhythmus der Lieder gestört, was die Musiker sehr erboste.)

Der „Stimmatem" dagegen war das, was wir heute als *reflexartige Luftergänzung* bezeichnen. Zu dem Begriff „Stimmatem" kam es, weil der Einatemimpuls unmittelbar von der Stimme abgenommen wurde, der „Funke" vom einen zum anderen quasi übersprang. Diese Form der Luftergänzung gelingt nur dann, wenn der Stimm-einsatz an die Atemkraft gekoppelt ist und sich dann elastisch löst. Wir kommen darauf zurück.

Die verschiedenen Arten der Luftergänzung können auch unter dem Thema *Pausen-gestaltung* betrachtet werden. Die reflexartige Luftergänzung heißt dann „abfedernde Pause", und die „ausschwingende Pause" ist die, die über den Nachhauch in die Lösung und in das Erwarten der nächsten unwillkürlichen Einatmung führt. Eine weitere, die „weiterführende Pause", kann noch genannt werden. Hier handelt es sich nicht um eine Luftergänzung zwischen zwei Phrasen, sondern um eine stumme Weiterführung des Ausatemhauches hin zum nächsten Stimmeinsatz. Angewendet wird sie vor allem da, wo kurze Aussagen um des Verständnisses willen voneinander getrennt werden sollen, ohne dass der Fluss der Aussage durchbrochen wird, z. B. so: „Der, der da kam, war nicht der, der erwartet wurde." Oder: „Er sagte: „Du, du da hinten, komm mal her!", oder Ähnliches. Auch in Gedichten findet diese „Pause" Anwendung, wenn in Gedichten am Zeilenende der Gedanke in die nächste Zeile hinüberreicht, die Gedichtform aber doch kenntlich gemacht werden muss.

Bei der Besprechung der unterschiedlichen Tonerzeugungen wird die Abhängigkeit von Stimmeinsatz und Luftergänzung noch deutlicher in Erscheinung treten.

3. Anbindung der Stimme an die Atemkraft

Dies ist das Kernthema der Stimmarbeit in der Lehre von Clara Schlaffhorst und Hedwig Andersen. Um es ihren Schülerinnen und Gästen nahe zu bringen, sollen sie häufig auf den ersten Schrei des Neugeborenen zurückgegriffen haben.

Plötzlich umgeben von Luft statt von Fruchtwasser und der Sauerstoff zuführen-den Nabelschnur mehr und mehr beraubt, tritt zum ersten Mal das Atemzentrum in Aktion, lässt das Zwerchfell sich zusammenziehen und die Stimmlippen sich öffnen: Luft strömt ein, die Lungenbläschen, noch nie benutzt, werden entfaltet und mit Luft gefüllt, alle Rumpfmuskeln (sie sind ja gleichzeitig Atemhilfsmuskeln), weiten die „Wände".

Jetzt geschieht das Wunder: Das intensiv gespannte Zwerchfell gibt die neu gewonnene Kraft nicht einfach wieder her und lässt Luft und Kraft im Ausatem verpuffen, sondern es bewahrt die Spannkraft im Schrei! Der Schrei schließt die Stimmlippen und riegelt die „Tür nach draußen" weitgehend ab; das Zwerchfell wehrt sich, es scheint so, als versuche es, die Stimmlippen wie einatmend wieder zu öffnen; unterer Rippenbogen und Flanken weiten sich: Der junge Organismus erprobt seine Kraft, er „wuchert mit seinem Pfunde", das er durch die erste Einatmung eben gerade erworben hat.

Das alles geht schnell. Sofort nach dem Schrei werden alle Spannungen gelöst, restliche Ausatemluft entweicht, ein neuer Atemimpuls schafft neue Lebenskraft, die sich in erneutem Stimmeinsatz bewährt – und so geht es weiter ins Leben hinein.

Es findet sich hier alles, was später den guten, kraftvollen Sprech- und Gesangston ausmacht: Er basiert auf der Spannkraft der Einatemmuskulatur, er hat einen guten Stimmschluss, der diese Spannkraft erhält und ausbaut, indem der Ton durchsetzt ist von Impulsen, die „so tun, als wollten sie einatmen", und dadurch auch die Stimme vor zu viel Spannung bewahrt. Der Ausatemstrom wird verlangsamt, „es brechen Einatemimpulse in die tönende Ausatmung ein". Das bedeutet Ab- oder Streckspannung des Zwerchfells, die bei Absetzen des Tones in Lösung und erneute natürliche, unwillkürliche Einatmung mündet.

Der Stimmeinsatz wird als „Königsweg" zum Aufbau von Atemmuskelspannungen gesehen, der, wie beschrieben, weit mehr bewirken kann als jede stumme Atemübung.

Schlaffhorst / Andersen haben erfahren, dass die Stärkung der Spannkraft seiner Einatemmuskeln dem Menschen ein erhöhtes Maß an Lebensenergie bringt, dass er sich kraftvoller, widerstandsfähiger, zuversichtlicher fühlt. Sie haben folgerichtig *Atemkraft* mit *Lebenskraft* gleichgesetzt. Sie fehlt in unserer Zeit noch weit mehr als damals, als die beiden Frauen forschten. Man sieht es an der Haltung und hört es an den Stimmen. Die Menschen haben weder im Stehen noch im Sitzen „inneren Halt", knicken ab, sind krumm und schlaff oder verspannt, müssen sich abstützen. Und die Stimmen sind flach, sind zu leise oder zu angespannt und eng.

Diese Symptome werden als Degenerationserscheinungen gewertet. Daraus wird ersichtlich, was Schlaffhorst / Andersen unter *Regeneration* verstanden, nämlich den gezielten *Wiederaufbau* der eigentlich von Natur aus gegebenen Spannfähigkeit der

Atemmuskulatur, die aber ebenso wie jeder andere Muskel des Trainings bedarf, um seine Kraft zu bewahren oder sogar zu steigern.

Dieses Training der Atemmuskeln geschieht nach Schlaffhorst / Andersen durch die richtig eingesetzte Stimme, so wie es beim Neugeborenen geschildert wurde: Das „Vergehen" der Spannkraft in der Ausatmung wird durchsetzt mit Impulsen des „Werdens" (der Einatmung) durch die Stimme.

Man bemerke: Nicht die Vital- oder Triebkräfte werden als „Lebenskräfte" gesehen, sie nehmen mit dem Altern kontinuierlich ab. **Die Atemspannkraft** aber **kann erhalten bleiben bis zum letzten Atemzug.**

Schlaffhorst / Andersen wollten so gerne bereits in Kindergärten und Schulen den Weg über Atem- und Stimmerziehung hin zu einem kraftvollen Leben weisen … Geben wir also nicht auf in unserem Bemühen an uns selbst und an anderen. Erinnern wir uns immer wieder daran, wie der schreiende Säugling , aber auch Tiere beim Muhen, „Mähen", Wiehern, Bellen den Rumpf *weiten,* statt ihn – wie bei Ausatmungen eigentlich zu erwarten – zusammenfallen zu lassen. **Einatmungskraft in der Ausatmung, „Werden im Vergehen", ist das Ziel.**

Die folgenden Kapitel werden zeigen, wie mit unterschiedlichen Mitteln die *Anbindung der Stimme an die Atemkraft* erarbeitet werden kann. Die Reihenfolge der Übungen ist dem wachsenden Denk- und Empfindungsvermögen des Übenden angepasst – was natürlich nicht heißt, dass der Einzelne sie nicht ändern kann.

An dieser Stelle sei noch einmal darauf hingewiesen, dass Schlaffhorst / Andersen ihre Stimmarbeit weitgehend auf zwei Aspekten aufbauten: auf der hier geschilderten Anbindung an die Atembewegung und -kraft und auf der von ihnen so genannten „Eigenbewegung" der Stimme, also der Bewegung des musculus vocalis, die in einem späteren Kapitel behandelt wird. Das differenzierte Wissen von den vielfältigen Muskeln und Bewegungsmöglichkeiten, die heute am Stimminstrument erforscht sind, war nicht bekannt. Es wird in der Schule Schlaffhorst-Andersen jetzt kompetent gelehrt. Wir haben früher mit dem „Kernthema" der Stimmarbeit alles Machbare erreicht und Stimmstörungen jeder Genese behoben. Die dafür nötigen Funktionsempfindungen sind vergleichsweise leicht zu entwickeln. Die Übungen sollten also keineswegs in Vergessenheit geraten!

A) Vom Strömungskonsonanten zum Halbklinger

An dieser Übung lässt sich erleben, was es bedeutet, wenn in den stummen Aus-atemstrom die Stimme eingefügt wird, wenn also zur abgebenden Lungentätigkeit die bewahrende Atemmuskelaktivität tritt. Deshalb ist sie die erste, mit der wir uns unter dem Thema „Anbindung der Stimme an die Atemkraft" beschäftigen.

Übung
Am günstigsten ist es, von der „Basis"-Atemübung auszugehen, wie sie im Kapitel „Der dreiteilige Atemrhythmus" beschrieben worden ist. Bei ihr durchstößt die Kraft der Ausatmungsluft die passiv bleibenden Lippen, sodass etwas wie ein Ph entsteht. Die restliche Luft weht zur Nase hinaus, und die Ausatmung mündet in die lockere „Pause", bis sich die nächste Einatmung durchsetzt.

Wir ändern die Übung zunächst nur dadurch, dass die Lippen im Ausatemstrom aktiv werden und aus dem ungeformten Ph ein klares Pf werden lassen. Dabei sucht die Unterlippe die oberen Zähne, wobei sie sich leicht zurückspannen muss; die Oberlippe hebt sich etwas, damit sie dem fließenden Geräusch nicht im Wege ist, behält aber ihre leichte Stülpung bei. Es entsteht eine Art „Vordach" über der Enge zwischen Unterlippe und Oberzähnen, an der das F gebildet wird. Es strömt dann leicht dunkel gefärbt, die Zähne sind sichtbar. Der Atemrhythmus bleibt erhalten.

(Als „Nebeneffekt" ist beim Einsetzen des artikulatorischen Zugriffs im F noch deutlich zu erleben, was der aktive Einsatz des Sprachdenkens bewirkt: Aus dem schläfrig-passiven Zulassen wird wache Aktivität des Sprachzentrums, es ergibt sich eine Art „Weckfunktion", die fühlbar ermuntert!)

Diese sehr ausführlich erscheinende Vorbereitung ist für den Fortgang der Übung förderlich, weil der gute Stimmeinsatz von der weich fließenden Luftbewegung einerseits und von der Präzision der artikulatorischen Einstellung andererseits ab-hängig ist.

Die nächste Aufgabenstellung heißt so: In das Geräusch des F hinein soll die Stimme klingen, nur kurz, dann wird der Luftstrom wieder zu F; das Geräusch soll in allen Phasen ganz gleichbleibend sein. Für Laien ist das Erstaunen groß, dass ein W entsteht, wenn Luftgeräusch des F und Stimme zusammenkommen. Darum sage man bei ihnen nie: „Lassen Sie aus dem F ein W werden", man würde sie um einen Aha-Effekt bringen, der besser haften bleibt als eine Belehrung.

Während man den Wechsel von Luftgeräusch mit und ohne Stimme ein paarmal macht (man kann auch in einer Ausatmung mehr als einmal wechseln), beobachte man, was sich an Körperempfindungen durch den Stimmeinsatz verändert. Es sind einerseits die Stimmschwingungen, die als Vibrationen an verschiedenen Stellen zu spüren sind: am Kehlkopf, an den Lippen, am Brustbein, manchmal bis in Bauch und Rücken hinab.

Nimmt man die Hände zu Hilfe, spürt man sie noch sicherer. Und andererseits wird bemerkbar, dass eine innere Kraft nötig ist, um zwei Widerstände zu überwinden: die Enge zwischen Lippen und Zähnen und die an der klingenden Stimme. Diese innere Kraft wird als leichte Dehnung an den unteren Rippen und in den Flanken spürbar, z. T. auch am Brustbein. Auch das ist mit den Händen noch besser zu beobachten.

Hier ist wieder das Phänomen: Die Dehnung geschieht während der Ausatmung, und Brustkorb und Flanken bewegen sich wie bei einer Einatmung! Schlaffhorst / Andersen bezeichneten das mit dem Begriff „expiratorische Dehnung", also Einatmungsdehnung während der Ausatmung.

Bei der Beschreibung des ersten Schrei des Neugeborenen wurde deutlich, was diese Dehnung bedeutet, dass nämlich die Atemmuskeln, kurz: das Zwerchfell, beim Stimmeinsatz der Ausatmung entgegenwirkt, „so tut, als ob es einatmet", dadurch den Luftstrom verhaltend reguliert und der Stimme über die Stellknorpel Halt gibt, damit sie sich nicht überspannt.

Die Übung kann dann statt vom F zum W auch mit anderen Lautpaaren gemacht werden: Aus dem stimmlosen wird das stimmhafte S, aus Sch wird der tönende Laut, für den es im Deutschen kein Schriftsymbol gibt, weil er nur in eingedeutschten Wörtern vorkommt, z. B. Gelee, Jalousie, Garage. Und aus dem (i-)Ch wird das kraftvolle J.

Beim Üben sind verschiedene Dinge zu beachten, damit alles richtig gelingt.

Bei Anfängern bleibt im Augenblick des Stimmeinsatzes häufig das Luftgeräusch auf der Strecke, die Stimme ist eng, nicht schwingend; wird die Stimme abgesetzt, kommt ein unkontrollierter Schub Luft heraus, beides ein Zeichen dafür, dass die Atemmuskeln nicht auf den Schluss der Stimmlippen reagieren können.

So wird diese Übung neben der Möglichkeit des Aufbaus von Atemkraft und -beweglichkeit auch ein diagnostisches Mittel.

Wenn die Übung gekonnt abläuft, dann wird der gleichmäßige Geräuschstrom des Strömungskonsonanten ein oder mehrere Male mit kraftvoll-lockeren Stimmschwingungen durchsetzt. Die Ausatmung endet ohne angestrengtes Nachdrücken in einem winzigen Nasen-Nachhauch, der in Lösung und unwillkürliche Einatmung übergeht.

Es besteht auch die große Versuchung, den erlebten Dehnungen des Rumpfes noch ein wenig nachzuhelfen, auf dass die Bewegung ausgeprägter werde. Das bewirkt aber außer zusätzlicher willkürlicher Kraftanstrengung gar nichts. Viel schöner ist es, die weich angedeuteten Bewegungen, die von innen kommen, an sich geschehen zu lassen.

Eine weitere Übung ergibt sich aus der Anwendung der Stimmschwingungen für therapeutische Zwecke.

Übung

Die Verbindung von Luftgeräusch des Konsonanten und klingender Stimme umfasst jetzt eine gesamte Ausatmung, z. B. das stimmhafte S. Man setzt, stellt oder legt sich möglichst bequem hin und spürt den Vibrationen der Stimme nach: Wo sind sie spontan zu spüren, wo lassen sie sich hindenken? Im Stehen kann man sich eine Dusche vorstellen, die neben warmem, weichem Wasser auch S-Schwingungen niederrieseln lässt. Die Schwingungen haben gegenüber dem Wasser den großen Vorteil, dass sie nicht nur über die Außenhaut laufen, sondern auch durch uns hindurch, vom Scheitel bis zur Sohle. Man kann sich bildhafte Details vorstellen: Von den seitlich hängenden Händen und Fingern tropft das S ab, es sammeln sich warme S-Pfützen um die Füße.

Leider stellt diese Wunderdusche sich immer wieder ab (Vorsicht, nicht überziehen!), aber man kann sie immer wieder neu anstellen und das Duschbad ausführlich genießen.

Mit dem S lassen sich auch gezielte Punkte im Organismus ansteuern. Man kann sich mit ihm unter den Fußsohlen kitzeln und jede andere Stelle anpeilen, ein Knie, einen Zahn, einen Ellenbogen. So wird aus der Übung eine *Vibrations-Therapie*.

Eine Patientin, Asthmatikerin, fand für sich selbst folgendes Bild, wenn ein Anfall drohte: Sie dachte sich das S als Drillbohrer, mit dem sie in die sich verengenden

Bronchialäste bohrte. Damit es nicht zu hart würde, stellte sie sich den Sägemehl-kranz vor, der beim Bohren in Holz entsteht und weich und durchlässig ist. Sie konnte mit dieser Übung Anfälle verhindern, wenn ihr Zeit und Gelegenheit gegeben waren. Aus dem von ihr gewählten massiven Bild (Metall in Bronchien!) kann man ermessen, was für Gewalten empfunden werden, wenn die Bronchien sich bei einem Anfall zusammenziehen!

Was geschieht hier eigentlich?
Man kann es ausprobieren: Durch die Vorstellung, die Ein-Bildung allein schon lassen sich Wirkungen hervorrufen. Stellt man sich z. B. einen der beiden Großzehen vor, fühlt man sich in ihn hinein, so verändert er sich. Er wird „lebendig", kribbelt, wird wärmer und „dicker", die Durchblutung wird angeregt (so kann man sich warme Füße machen!). Dann lässt man die S-Schwingungen dazukommen. Sie sind in der Lage, die Wirkung noch deutlich zu verstärken.

Stimmschwingungen können faktisch den ganzen Organismus durchdringen, das ist mit Instrumenten nachweisbar, z. B. an den Füßen, wohin der eigene Spürsinn nur in der Vorstellung reicht. Schwingungen sind überall da wirksam, wo Verspannungen auftreten. Sie sind der einzige Weg, Überspannungen unmittelbar in Lockerheit, in den Eutonus zu überführen (sonst gelingt dies nach Schlaffhorst / Andersen nur über die Ab- oder Streckspannung).

Clara Schlaffhorst sagte: „Schmerzen sind stehen gebliebenes Leben." An schmerzenden Stellen kann das „Leben" oder der Energiestrom durch hingeleitete Gedanken und Schwingungen wieder in Bewegung gebracht werden, und die Schmerzen können sich auflösen. (In der Medizin werden diverse Schwingungen erzeugende Geräte gegen Verspannungen und Schmerzen eingesetzt. Das Gerät „Stimme" haben wir immer bei uns!)

Aber nicht nur Über-, sondern auch Unterspannungen werden durch Stimmschwingungen in die Lockerheit geführt, sie sind im besten Sinne „eutonisierend".

Die Erfahrung zeigt, dass solche Einwirkungen deutlich besser mit Halbklingern gelingen als mit den Vollklingern (m, n, ng). Die Schwingungen der Halbklinger sind durch ihre Verankerung in der Atemmuskelkraft kraftvoller und durchdringender.

(Eine besondere Rolle unter den Vollklingern spielt das L, das im Gegensatz zu den rein nasalen m, n und ng auch den Mund öffnet. Es wurde im Kapitel „Leibanschluss" ausführlich behandelt. An dieser Stelle ist es interessant, Qualität und Wirkung der Schwingungen von Halbklingern mit der von L zu vergleichen. Beide durchrieseln den ganzen Körper. Aber das L mit seinem „Speiseröhrenanschluss" und fehlender Enge im Ansatzrohr erfasst ganz vorrangig den Leibraum, es klingt „primärer", weiträumiger, offener.)

Jeder der Halbklinger hat seinen eigenen Charakter und damit seine eigenen speziellen Wirkungen. Bei der Beschreibung des S wurde deutlich, dass es sich besonders gut für eingegrenzte Zielpunkte eignet. Das liegt an seiner artikulatorischen Einstellung, die einen feinen, schmalen, „spitzen" Luft- und Klangstrom hervorbringt.

Anders beim W. Schon sein Schriftsymbol zeigt, dass es sich wellenartig in der Horizontalen ausbreitet und räumlich wirkt. Der Luft- und Klangstrom zwischen Lippe und Zähnen ist breiter und dunkler. Als Beispiel für seine therapeutische Anwendung ist mir eine Patientin in Erinnerung, die nach einem Autounfall eine halbseitige Lungenlähmung zurückbehalten hatte und sehr unter dem Gefühl litt, halbseitig „tot" zu sein. Bei ihr bewirkten die Schwingungen des W, zuerst gedanklich in die gesunde Lungenhälfte, dann in die kranke hinübergeleitet, dass sie zu einem völlig gleichwertigen Empfinden in beiden Lungenhälften zurückfand. Und sie war vollkommen glücklich!

Auch das tönende Sch ist gut für Vibrationstherapien zu gebrauchen. Es ist in seiner artikulatorischen Stellung zwischen leicht zurückgezogener Zungenspitze und vorderem Gaumen breit und kraftvoll, gibt das Gefühl, im Gegensatz zu dem „auslaufenden" W „fest gewandet" zu sein. Es bildet eine Art „tönende Säule", in der der ganze Körper Halt findet.

Lediglich das J findet als schwingungstherapeutisches Mittel kaum Anwendung. Dafür ist es desto wirkungsvoller, wenn es um das Erleben der rückhaltenden Atemmuskelkraft geht. Durch seine hohe Kieferspannung, die starke Stützkraft der Zungenränder an den oberen Backenzähnen, die lange Zunge und die angespannten Lippen wirkt es angriffslustig und stark emotional. Das verstärkt den sprachlichen und damit den inneren Muskeleinsatz.

Ein weiteres Beispiel für die Wirksamkeit von Schwingungen soll hier noch berichtet werden, es ging einst als Phänomen durch die Weltpresse: Bei der Olympiade 1936 in Berlin siegte im Marathonlauf ein Japaner. Er kam so erschöpft über die Ziellinie, dass er nur noch liegen blieb. Seine Landsleute liefen zu ihm hin, nicht um ihn hinauszutragen. Sie knieten sich um ihn herum und fingen an zu summen! Und nach wenigen Minuten hatten die auf ihn einwirkenden Stimmschwingungen den Läufer so regeneriert, dass er selber aufstehen und vom Platz gehen konnte.

Es wird hier deutlich, welche Auswirkungen wir mit unseren Stimmen nicht nur auf den eigenen, sondern auch auf den Organismus anderer Menschen haben. Die Vibrationen treffen ja nicht nur das Ohr, sondern den ganzen Körper. Eine feste Stimme kann bei anderen zu Verspannungen, eine matte, verhauchte zu Müdigkeit und Schlaffheit führen.

Seien wir uns unserer Verantwortung gegenüber unserer Mitwelt bewusst und verhindern wir „Körperverletzungen" dieser besonderen Art! Und machen wir Lehrer, Prediger, Politiker etc. auf diese Wirkungen aufmerksam!

B) Vom Hauch zum abfedernden Vokal

Übung
Wieder (wie schon beim „Kopfanschluss) beginnt die Übung damit, dass Mund und Nase weit geöffnet werden und die Luft wie selbsttätig aufsteigend entlassen wird. Es entsteht meist bald ein intensives Wärmegefühl im gesamten Mund- und Schlundraum (geschieht das nicht, nehme man die feinfühligere Hand zu Hilfe) – ein Zeichen dafür, dass die Luft wirklich langsam und geführt aus der Lunge aufsteigt. Jetzt wird das Empfinden und damit das Bewusstsein auf die Körperbereiche gelenkt, die für das verhaltene Aufsteigen der Ausatmungsluft zuständig sind. Es sind natürlich die Atemmuskeln, die die Führung übernehmen, und zwar wieder in der Weise, wie wir sie in den vorherigen Kapiteln kennen gelernt haben: Die Einatmungsmuskeln (Zwerchfell und bestimmte Rumpfmuskeln) behalten trotz Ausatmung ihre Einatmungstendenz bei und sorgen so für einen Gegenhalt gegen zu starkes Ausströmen. Durch den Gegenhalt werden auch über die Stellknorpel die Stimmlippen offen gehalten. Sie haben beim Hauch die weitestmögliche Öffnung innerhalb der Ausatmungsstellungen.

Wenn sich ein sicheres Empfinden für die Kraft eingestellt hat, die innen, vor allem im Bereich des unteren Rippenbogens, der ausströmenden Bewegung Gegenhalt verleiht, dann stelle man sich vor, aus dieser Spannkraft heraus lache es kurz auf: Es entsteht ein Ha, Hauch und abfedernder Lacher gehen nahtlos ineinander über. Das macht Spaß, das lockert auf. Anstelle von A können auch andere Vokale an den Hauch angehängt werden, z. B. das offene O, Ö und Ä. Die Mundeinstellung beim Hauch richtet sich immer nach dem folgenden Vokal.

An die Laute A und O können dann P und S angehängt werden, es entstehen „haps" und „hops". Bei „haps" stellt man sich Abbeißen vor, ein möglichst großes Stück einer begehrten Torte zum Beispiel, für das man den Mund weit aufmachen muss beim Hauch, um sich den Vokal dann tief einzuverleiben (nicht auszuspucken!). Und bei „hops" kann man sich einen auf der gespannten Zwerchfellfläche abfedernden Ball vorstellen (das O schreibt sich ja rund!). Mit der Zeit kann dieser Ball mehrfach aufprallen und abfedern, ebenso die Lacher. Wem die Vorstellung schwer fällt, der kann beim Ballspiel auch einen echten Ball aus der Hand auf den Boden prallen lassen und mit seinem Abfedern zusammen den Vokal innen wieder lösen. Oder eine lockere Handbewegung macht das Zupacken und Lösen des Lautes mit.

Statt dieser beiden Silben lassen sich mit der Zeit Wörter üben, zunächst einsilbige mit kurzem, offenem Vokal (Hatz, Hund, hetzt, hofft), dann auch Wörter mit Endsilben (Hitze, Hunger, hässlich, Halle) und mit geschlossenen Vokalen (Hupe, holen, Hiebe, Heu, Haus, hoiho!). Schließlich kann man den Hey-Vers mit H anschließen („Hinterm Haus heult Hassan …").

Natürlich gibt es wieder etliche Fehlermöglichkeiten. Am häufigsten werden Hauch und Vokal zu stark nach außen gedrängt, der Hauch wird zum hörbaren Geräusch, und der Vokal „fällt vor die Füße". Und weiter besteht die große Gefahr, dass der Vokal mit Stimmenergie produziert wird, statt dass „es" auflacht, d. h. der Laut so klingt und sich so anfühlt, als ob er aus der Atemmuskelspannkraft entsteht, als ob „das Zwerchfell lautet". Aus dieser Beschreibung wird vielleicht auch deutlich, wie es zu dem Begriff „*Lautkraft*" kam, der so oft missverstanden wird. Er hat nichts mit laut und leise zu tun, sondern damit, dass eine innere, nämlich die Atemspannkraft „lautet" oder „laut wird" oder „Laute erzeugt" – immer mit dem gedanklichen Zusatz „als ob" versehen. An der Übung des Auflachens lässt sich das sehr sinnfällig erfahren.

Menschen mit Stimmstörungen sind beglückt, wenn sie erleben, dass ihre sonst heisere Stimme für einen Augenblick völlig klar klingt.

Es geht also darum, Stimmenergie durch Atemmuskelenergie zu unterstützen, vielleicht sogar teilweise zu ersetzen. Wie in der Übung bereits angedeutet, können Vorstellungen dabei helfen. Die wichtigste ist, dass die Laute *aufgenommen*, nicht „ausgespuckt" werden, dass sie „aufs Zwerchfell fallen" oder sogar von ihm gebildet werden. Das „Abbeißen" mit „haps" oder das „Hopsen" auf der gespannten Zwerchfellfläche boten dafür Möglichkeiten.

Eine große Versuchung besteht auch bei dieser Übung wieder darin, den Lautimpuls mit äußeren Muskeln hervorzurufen. In diesem Fall treten gern die Bauchmuskeln in Aktion, bei manchem durch Einziehen des Bauches, bei manchem durch Rucken nach außen.

Dieser „Bauchwurf" wird sogar manchenorts gelehrt, und er bringt u. U. sehr effektvolle Laute hervor. Man muss es einmal selber ausprobieren, wie groß aber die Gefahr ist, dass man die Stimme überrennt, zu viel körperliche Energie auf sie loslässt und sie damit auf die Dauer gefährdet. Welch ein Unterschied in der Wirkung, wenn die Laute von innen her federn! Man muss also bei der Übung darauf achten, dass der Bauch nicht aktiv wird. Dazu legt man am besten die Hände über Ober- und Unterbauch und wird spüren, dass die Impulse, die von der inneren Muskulatur ausgehen, natürlich als leichte Vibration spürbar sind, dass aber ein willkürlicher Einsatz außen vollkommen unnötig ist. Im Gegenteil: Je mehr an Aktivität außen, desto weniger innen. Und es geht doch darum, die innere Kraft zu stärken! Laute, die aus ihr gebildet werden, klingen anders als die, die aus reiner Stimmkraft kommen. Ein „lautkräftiger" Vokal klingt offen, hat etwas Hallendes, Weites, ist niemals eng. Mit Worten ist das schwer zu beschreiben, das Ohr wird mit der Zeit beides gut voneinander unterscheiden können.

Ein wichtiger Gesichtspunkt dieser Übung ist noch ihr Einfluss auf die Einatmung. Man wird bemerken, wie nach solch elastischen Lauterzeugungen die nächsten Einatemimpulse sofort da sind, „reflexartig" auftauchen, sodass Laut und Einatemimpuls in dauerndem federnden Wechsel stehen.

(Ein Hinweis für „Solare": Damit es bei den andauernden Vorstellungen von „Aufnahme" von Laut und Luft nicht zu Stauungen kommt, muss der warme Hauch, der nach außen fließt und die

Stimme umhüllt, besonders stark bedacht werden – obwohl der Laut nach innen fallen soll. Es ist also wieder zweiseitiges Denken erforderlich.)

Diese beschriebene Verbindung von Hauch und Tonerzeugung bietet eine Alternative zu dem bekannteren Weg, die „Lautkraft" über Explosivkonsonanten zu erarbeiten. Es ist günstig, zwei verschiedene Wege anbieten zu können, die dasselbe Ziel haben, weil es immer Menschen gibt, denen der eine oder andere Weg leichter zugänglich ist.

C) Vom Explosivkonsonanten zur „Lautkraft"

Der Explosivlaut hat zwei Bildungsphasen: Den Verschluss im Ansatzrohr mit zurückgehaltener Ausatmungsluft und seine „Explosion", die plötzliche Öffnung des Verschlusses.

Am Anfang eines Wortes explodiert die kurz angestaute Luft in einen Vokal hinein, am Ende eines Wortes in eine elastische Luftbewegung.

Beide Möglichkeiten sollen untersucht und geschildert werden.

Explosivlaut am Anfang
Setzt man nach der Einatmung einen Explosivlaut an, verschließt man den Mund durch Lippen, Zunge oder Gaumen, wird also die Luft einen Moment lang angehalten. Dabei ist die Gefahr des Stauens auf der Höhe der Einatmung ziemlich groß, was sich auf die Qualität der Tonerzeugung negativ auswirken kann. Das ist der Grund, weshalb es günstig ist, beim Üben vor den Explosivlaut einen kurzen Strömungslaut zu setzen. Die deutsche Sprache bietet dafür zwei Doppelungen an, nämlich das Sp und das St, gesprochen nicht S, wie es geschrieben wird, sondern Schp und Scht.

Um ein deutliches Gefühl für die Wirkung des Verschlusses auf die Atmung zu bekommen, bietet es sich an, zuerst aus dem Verschluss eine *Atemhalte-Übung* zu machen:

Nach der Einatmung lässt man ein nicht zu langes Sch ausströmen, das durch den Verschluss, z. B. an den Lippen wie zum P, unterbrochen wird. In diesem Verschluss bleibt man nun, solange es einem ohne zu große Staugefühle möglich ist. Erst dann atmet man normal weiter.

Bei dieser kleinen Übung gibt es vielerlei zu beachten und zu beobachten:

Zunächst einmal hängt die Fähigkeit, den Verschluss lange auszuhalten, davon ab, *wie* er gebildet wird. Das Wichtigste ist, ihn locker zu bilden und vor allem die Stimme dabei nicht „zuzukneifen". Man muss es kurz ausprobieren, um zu spüren, welche fatalen Folgen das hat: Nicht nur Mund und Stimmapparat verfestigen sich, sondern die Anstrengung wird auf fast die gesamte Muskulatur übertragen, Nacken und Bauchmuskeln fallen besonders auf. Der Kopf rötet sich, es ist äußerst unangenehm. Also heißt die Forderung: Nur so viel Spannung in den Verschluss, dass gerade eben keine Luft mehr ausströmen kann, Stimme locker lassen! Dann kann man gedanklich dafür sorgen, dass das Halten statt nach oben zum Verschluss hin mehr nach unten geleitet wird, dass sich das Ansammeln von Kraft auf den ganzen Rumpf verteilt. Gelingt dies, so wird die Rückhaltekraft immer deutlicher im Zwerchfellbereich spürbar, die Ausdauer wächst beträchtlich, man fühlt sich als „geballte Ladung", sehr stark und keineswegs gestaut.

Ob dann beim Öffnen des Verschlusses noch Luft abgegeben wird oder sofort neue hereinkommt, hängt davon ab, wie sich in der Phase des Haltens die Gasverhältnisse im Blut gestaltet haben, denn die „innere Atmung", der Austausch zwischen Blut und Lunge, ist ja weitergegangen. Die Auswirkungen auf die Atmung nach langem Halten sind enorm, eine Tiefatmung nach der anderen bewegt den Organismus durch und durch. Die Übung eignet sich also auch gut dazu, „matte Geister" zu ermuntern.

Jetzt ist man gut vorbereitet, in die eigentliche Explosivlaut-Übung einzusteigen, bei der nach dem Verschluss ein Vokal ertönt. Auch sie wird zunächst im Zeitlupentempo begonnen, damit jede Phase bewusst miterlebt werden kann.

Übung

Sie beginnt mit einem kurzen Sch, das in den lockeren Verschluss des P mündet. Dort verharrt man so lange, bis sich ein Bewusstsein für die Spannkraft des Zwerchfells gebildet hat, d. h. ein Gefühl von Kraft im unteren Rippenbereich entstanden ist. Denn die Vorstellung bei der „explodierenden" Öffnung des Verschlusses geht dahin, dass der Vokal, hier das A, aus dieser Kraft entsteht oder in sie hineinfällt. Wenn ein Vokal „auf das Zwerchfell fallen" soll, muss der Stimmbereich locker und offen sein, damit er (wie ein Ball) hindurchfallen kann. Mit diesem Bild wird dafür gesorgt, dass die hauptsächliche Energie für den Vokal *nicht* aus der Stimme, sondern „aus dem Zwerchfell" kommt. Gelingt dies, ergibt sich wieder, wie nach dem Hauch, der „lautkräftige" Ton, der im Innern nachhallt.

Hat sich der Spürsinn für die Vorgänge gut entwickelt, wird das Tempo der Zeitlupe beschleunigt. Aber es empfiehlt sich, noch längere Zeit einen Moment länger als normal in dem Verschluss zu verweilen.

Wieder ist auch bewusst wahrzunehmen, wie sich der Einatemimpuls wie selbstverständlich von dem kurzen Ton ablöst, ohne dass willkürlich nachgeholfen werden muss.

Anstelle des A kann wieder auch mit anderen kurzen, offenen Vokalen geübt werden (O, Ö, Ü, U vor allem), dann mit Silben und Wörtern (Spatz, Spott, Spucke, Speck z. B.), schließlich noch mit geschlossenen Vokalen (Spuk, Sparen, spät) und dem Hey-Vers „Specht, Spatz, Sperber sprangen spornstreichs …".

Der entsprechende Übungsverlauf gilt auch für das St. Man ist zunächst erstaunt, welch andere Empfindungen nur schon die Tatsache auslöst, dass der Verschluss statt an den Lippen mit der Zungenspitze am oberen Zahndamm gebildet wird. Bald aber sind die Erinnerungen an das schon Geübte stärker als die kleine Veränderung, und auch das Ohr weiß schon, wie es klingen soll.

Endziel der Übung mit den Explosivlauten ist die Fähigkeit, grundsätzlich die Stimme elastisch federnd in den Vokalen hörbar werden zu lassen, auch wenn keine Explosiva mehr davor stehen. Das ergäbe ein impulshaftes, lebendiges Sprechen und eine Singstimme mit sprachlicher Betonung, z. B. in Rezitativen.

Auch bei diesen Übungen haben sich im Laufe der Zeit noch weitere Vorstellungsbilder ergeben, die den richtigen Ansatz verstärken und Fehler vermeiden helfen.

Die Fehlermöglichkeiten sind schon bekannt: zu enge Stimme, die den Ton „abquetscht" und keine innere Bewegung zulässt; kraftloses „Verpuffen" der angestauten Luft und Kraft; zu starkes Andrängen der Kraft gegen die Stimme.

Das erste Bild-Angebot geht dem tatsächlichen Geschehen nach: Wenn ein Strom (z. B. Wasser, hier das Sch) plötzlich auf einen Widerstand stößt, bleibt er nicht einfach stehen, sondern er schwappt zurück. Das heißt hier: Im Moment der Verschlussbildung muss die Stimme so „offen" sein, dass der Rückstrom durch sie hindurch bis zum Zwerchfell reichen kann. Dort löst er dann den Ton aus.

Wieder kann auch die Vorstellung des Vokals als Ball helfen, der von der Stimme nach innen auf das gespannte Zwerchfell fällt und abfedert – das Bild ist schon vom Hauch bekannt. Wem der Wurf nach innen schwer fällt, der kann sich den Vokalball über den Kopf weg nach hinten geworfen denken. Das nützt vor allem denen, die zu wenig Kraft eingesetzt hatten, denn der Wurf nach hinten braucht Impulse.

Für Menschen, die mit zu viel Energie an der Stimme angefangen hatten, sind Bilder günstiger, die selbsttätige Bewegungen darstellen. Da kommt die (möglichst große) Seifenblase infrage, die irgendwann mit zartem Knall platzt. Oder ein Wasserhahn tropft: Erst bildet sich (während des Verschlusses) ein immer dicker werdender Tropfen, der „unvorhergesehen" abtropft und mit „plopp" auf Holzbohlen auftrifft – dabei muss man warten können, bis „es" abtropft. Das Bild kommt oft sehr gut an.

Werden mit der Zeit mehrere Silben in einer Ausatmung gesprochen, kann man sie auf der blanken, silbrigen Zwerchfellsehnenplatte Stepp tanzen lassen!

Als Wortbeispiele wählt man wieder zuerst kurze, offene Vokale: Stadt, Stuck, Stock …, dann auch geschlossene Vokale: Stahl, Stube, Stoß, steif, Staub, Stiel, stets. Eine besondere Herausforderung kann für manchen das *Zungen-R* nach dem Explosivlaut sein, z. B. bei „Strumpf", „stracks", „Strolch", „strikt", „Sprung". Das Zungen-R braucht zwingend die Verbindung der Artikulation (Zunge) mit der Atemmuskelkraft; Schlaffhorst / Andersen sprachen in diesem Zusammenhang von „den beiden großen Z" und meinten damit Zunge und Zwerchfell, die in ihrer Kraft voneinander abhängen. Das *Rachen-R* dagegen gelingt nur aus der Lockerheit des Gaumensegels heraus.

Nach alledem kann der Hey-Vers „Stündlich stöhnt der störr'ge Strolch …" folgen.

Explosivlaute am Ende

Für diese Übung eignen sich Wörter am besten, die mit <u>zwei</u> Konsonanten enden, z. B. hockt, pumpt, pappt, packt, neckt, schiebt, klebt. Sie fordern hintereinander zwei lockere Abfederungen, die sich nicht stimmhaft, sondern in stumm platzenden Luftblasen äußern. In der Alltagssprache wird meist die erste Abfederung verschluckt, nur die zweite kommt „irgendwie" zustande. Auf der Bühne wurde früher Wert darauf gelegt, dass die Platzgeräusche bis in die hinterste Zuschauerreihe zu hören waren – was zu krampfhaft zischelnd „ausgespuckten" Geräuschen führen konnte und alles andere als natürlich klang. Wenn die Endkonsonanten luftig-locker abfedern, werden sie vielleicht in der letzten Reihe nicht zu hören, aber ganz sicher in ihrer Lebendigkeit zu spüren sein, denn die Raumluft wird durch sie kräftig-impulsiv in Bewegung gebracht.

Üben lässt sich das am besten, indem man die Laute zunächst ohne Wortzusammenhang spricht, und zwar jeweils im Doppelpack, Pt und Kt erst allein und dann im Wechsel.

Es ist dasselbe wie bei den Übungen zuvor zu beachten, nämlich dass Lippen, Zunge und Hals (mit Stimme) sich locker und offen anfühlen und die kleinen „Luftexplosionen" nach innen fallen, in diesem Fall von innen gegen das Brustbein pochen, als ob ein Vogel pickt. Eine Hand kann dies am Brustbein selbst und an seinem Ende (dem Schwertfortsatz) kontrollieren. Läuft es gut, wird man durch und durch geschüttelt. Die stimmlos gebildeten Wörter „bitte kitte" in ständigem Wechsel kann man sich dann vorstellen und das Wort „Bettdecke". Immer sofort nach der Explosion erfolgt der nächste Verschluss. Das ergibt einen echten Stepptanz!

Die Übungswörter und andere mit Endkonsonanten können dann verhalten stimmhaft gesprochen werden. Man wird merken, wie ähnlich die Empfindungen bei stimmhaften und stimmlosen „Explosionen" sind. Die Stimme ist locker-luftig, weiträumig und kann sehr leise und trotzdem voller Kraft sein. Der Hey-Vers „Bepackt mit Rucksack" kann angeschlossen werden und alles, was einem sonst an spritzigen Texten einfällt.

(Beispiele: „Das alizarinblaue Zwergenkind" von Münchhausen, „Hochzeitslied" von Goethe.)

Für alle Übungen mit kurzen Impulsen, gleich ob über Hauch oder Explosiva erarbeitet, gilt dasselbe: Man beginne sie eher leise und sehr kurz und bestimmt, um neben der Stimme den „Lautkraftton" in Gefühl und Ohr zu bekommen. Wenn dieser aber erst gut gelingt, dann kann man beliebig laut an und mit der Stimme werden, **Stimm- und Atemmuskelkraft müssen sich** nur **die Waage halten.** Dann kann man in Gedanken „mit der Faust auf den Tisch schlagen" und kräftig schimpfen oder fordernd auftreten mit Wörtern wie Stuss!, So'n Stuss!,

Stopp!, Halt!, Schuft!, Komm!, Wird's bald!, und man wird gehört werden, viel besser als mit Geschrei!

Ein weiterer Aspekt dieser gesamten Übungen ist noch der folgende: Hat man erst gelernt, eine Silbe so „zugreifend" und abfedernd zu sprechen, dann wird es nicht nur möglich, Laut und Stimme gleich wieder loszulassen, um dem Einatemimpuls Raum zu geben, es gelingt dann auch, Endsilben oder sonstige unbetonte Silben so locker zu lassen, dass ein deutlicher Unterschied entsteht zwischen Betont und Unbetont. **Nur die betonte Silbe benötigt den aktiven Zugriff auf die Atemmuskeln, die unbetonte bedarf ihrer Lockerheit.** Das macht die *Dynamik der Sprache* aus.

D) „Naturlaute" und „Lautrhythmen", „Kulturlaute"

Bei allen bisher zum Thema „Anbindung der Stimme an die Atemmuskelkraft" besprochenen Übungen wurde die innere Bewegung „so irgendwie" empfunden, ein leichtes Zupfen vielleicht, aber genau?

Schlaffhorst / Andersen haben sich bei bestimmten Lauten unterschiedliche Bewegungen vorgestellt, und davon soll hier die Rede sein.

Zunächst muss geklärt werden, was die Frauen unter „Natur" verstanden, wenn es um *„Naturlaute"* geht. Sie verwendeten das Wort nämlich in unterschiedlicher Bedeutung. Einerseits sprachen sie von der *„Natur im Menschen"* im Gegensatz zum *„Mensch im Menschen"*, die „Natur" war da der vegetativ gesteuerte Organismus mit seinen Gesetzmäßigkeiten. Andererseits bezeichneten sie mit „Naturkraft" die Kraft der Atemmuskulatur, da wiederum speziell ihre Spannfähigkeit in der Einatmung, die sie ja mit „Lebenskraft" gleichsetzten. Davon wurde schon berichtet.

Wenn sie von *„Naturlauten"* sprachen, dann war die Verbindung dieser Laute zur Atemkraft gemeint oder sogar ihre Entstehung aus ihr, wie wir sehen werden.

Es gibt drei lauthafte explosive Ereignisse, die den Menschen von innen her „überfallen", das sind das *Niesen*, das *Husten* und das *Lachen*. Alle drei sind naturhafte Funktionen, die Atmung und Stimme betreffen. Ihre Explosivkraft wünschten sich beide Frauen im Lautwerden bestimmter Vokale.

Um das näher zu betrachten, müssen die drei Ereignisse auf ihre Funktionen hin untersucht werden.

Das Niesen:

Der Mensch wird von Niesen überfallen, wenn seine obersten Luftwege (Nase) gereizt werden. Das kann durch Staub, Allergene, Keime, aber auch durch Licht geschehen. Das Anliegen des Organismus muss also darin bestehen, den Auslöser des Reizes wieder loszuwerden, den vermeintlichen Eindringling rauszuschmeißen. Das versucht er, indem er intensiv einatmet, damit Luft und Kraft sammelt, um dann die „geballte Ladung" mit „Krach" nach oben außen explodieren zu lassen. Der Mensch wird nach vorn geschleudert, er kann nicht anders, als den Oberkörper vorzubeugen, Kopf nach unten. Ein hoher Anteil der Luft schießt neben dem Mund aus der Nase und aktiviert dort die Schleimhäute.

Diese „Schusskraft" entspricht innen einer intensiven Zusammenziehung der Lunge mit abrupt steigendem Zwerchfell, entspricht also einer plötzlichen scharfen Ausatmungsbewegung. Die Mimik ist meist licht mit leicht angezogenen Lippen, wodurch der entstehende Laut einen Anklang an den Vokal I erahnen lässt. Durch gedankliche und artikulatorische Formung dieser von innen aufsteigenden Explosivkraft erhofften sich Schlaffhorst / Andersen einen kraftvoll gesprochenen Vokal I – auch wenn nicht geniest wurde. Anders ausgedrückt: Beim Sprechen des kurz gefassten, abfedernden Vokals I sollte man sich der Lautkraft erinnern, die einen beim Niesen erschüttert, und die sollte sozusagen das „Material" bilden für die Formung durch den Sprachgedanken.

Übend sieht das so aus, dass man am besten mit Wörtern anfängt, die das „schießende" I besonders gut aufweisen. Da bietet sich das „Hatschi" an, mit dem der Nieslaut versuchsweise sprachlich ausgedrückt wird – wobei die erste Silbe „Ha" die erzwungene Einatmung (meist mit offenem Mund, daher das A) wiedergeben soll, bevor das „tschi" nach außen explodiert. Wichtig ist beim Üben des Wortes, dass in die Nase gedacht wird und dass man denkt: Nicht die Stimme erzeugt den Laut, sondern er steigt aus dem Zwerchfell auf. Denken darf man das, auch wenn es (wahrscheinlich) nicht so ist. Aber es nützt ungemein, die Stimme dabei zu schonen. Ja nicht an die Stimme denken! Was sie tun muss, das tut sie trotzdem und von alleine.

An das Hatschi lässt sich das Wort „schießen" gut anschließen, da es die „Schusskraft" inhaltlich ausdrückt und ihr durch das Sch einen guten „Anlauf" bietet.

Hilfreich ist es, bei jedem I die Mimik des Niesens in Erinnerung zu rufen, die Nase leicht anzukrausen und die Lippen hochzuziehen, aber alles nicht zu stark: Es soll artikulatorische Kraft eingesetzt, nicht grimassiert werden! Der äußere Einsatz wird immer mehr herabgesetzt, und trotzdem bleibt der Lautanteil der Muskelkraft neben der Stimme in der Empfindung bestehen, das Denken an **das** nach oben schnellende, **die Ausatmung verstärkende Zwerchfell** kann erhalten bleiben.

Als Texte für das I eignen sich die Kinder-Sprechverse gut:

„Sieben dicke Riesen,
liefen in die Wiesen,
wie die Winde bliesen,
kriegten sie das Niesen:
Hatschi, hatschi, hatschi!

Dieses ist die Igelin,
sie mit ihren sieben Kindern,
ihren sieben Igelkindern,
zieht sie friedlich in die Wiesen.
Ih, wie spitz sind ihre Spieße!"

Das Husten:
Die Reize, die Husten auslösen, betreffen die unteren Luftwege vom Stimmapparat abwärts und sind verschiedenster Art. Clara Schlaffhorst versuchte, die inneren Bewegungen, die dabei eine Rolle spielen, an einem Beispiel deutlich zu machen, das man gemeinhin „Konzerthusten" nennt. Der entsteht, wenn viele Menschen, zu Bewegungs- und Lautlosigkeit verdammt, beieinander sitzen und konzentriert lauschen. Plötzlich kann es so gewaltig im Hals kitzeln, dass Husten die einzige Lösung ist – man kramt nach Lutschpastillen oder verlässt prustend mit rotem Kopf den Saal – und die Störung ist perfekt.

Was geschieht da im Innern? Und was lässt sich dagegen tun?

Clara Schlaffhorst dachte es sich so: Bei hoher Konzentration wird erfahrungsgemäß die Atmung flach, damit auch die Stimmöffnung und -längung gering – es kann zu einem Stimmkrampf kommen, einem zu festen Schluss also, der Kitzel auslöst.

Der Organismus reagiert mit dem Hustenstoß, der das Zwerchfell ganz kurz und heftig „zurückzucken", also sich zusammenziehen und die Stimmlippen über die Stellknorpel sich ebenso kurz aufmachen lässt, um sofort darauf mit einem Stoß Luft durch die nun geöffneten Stimmlippen auszustoßen. Die beiden Bewegungen folgen blitzartig aufeinander, sodass das kurze Zurückschnellen des Zwerchfells (analog einer Einatembewegung) kaum ins Bewusstsein tritt. Die Hände aber können spüren, wie untere Rippen und Flanken kurz intensiv nach *außen* (nicht nach innen!) gestoßen werden. Ein Hinweis auf die Richtigkeit dieser Husten-Interpretation ist auch, dass dem „Konzerthusten" durch kunstvoll herbeigeführte Einatmungsweitung der Kehle (wie beim Gähnen) beizukommen ist.

Die Funktion, wie sie hier beschrieben ist, dürfte für jedes Husten gelten, ist nur am „Konzerthusten" am logischsten erklärbar.

Die Mimik beim Husten ist völlig anders als beim Niesen: Das Gesicht ist eher verdüstert, man wird nicht nach vorn gebeugt, sondern bleibt wie in sich gekehrt. Der Luftstoß nach außen geht nur durch den Mund, nicht durch die Nase, und er ist im Mund weniger spürbar, nur an der Stimme sehr stark.

Der beim Husten entstehende Laut erscheint wieder wie von unten (nicht aus der Stimme) erzeugt, klingt – von der Mimik unterstützt – trocken-dunkel. Aus ihm lässt sich durch sprachliche Formung der Vokal U bilden.

Übung
Man kann zunächst versuchen, das natürliche Husten vorsichtig nachzuahmen und dabei die sich nach außen weitende Körpermitte und die „verdunkelten" Gesichtszüge wahrzunehmen. Dann spricht man Wörter mit kurzem U: muss, Stuss, Mund, Schuld, bunt ..., später auch mit langem U: Wut, Blut, gut, du, Trug, Krug ..., und bei allen denkt man an kurzes Anspannen, Nach-unten-Rucken des Zwerchfells und damit das Abziehen des Krafteinsatzes der Stimme nach unten, sodass die Stimme sehr wenig belastet wird und **der Ton wie aus der Einatemspannung entstehend erscheint.**

Es kann der Hey-Vers „Und durch zukunftsdunklen Mund ..." angeschlossen werden.

Das Lachen:
Sogar im Volksmund wird von „zwerchfellerschütterndem Lachen" gesprochen, damit ist die Beziehung zu diesem Muskel klar ausgedrückt. Wir haben das „Auflachen" beim Hauch mit anschließendem Vokal bereits kennen gelernt. Die kurzen hellen Lautäußerungen, die sich wie Perlenschnüre aneinander reihen, sind das

Belebendste und Lösendste, was man sich denken kann – gibt es doch unterdessen schon Lach-Seminare. (Da könnten wir auch mithalten!).

Das Zwerchfell hüpft, es ist locker, die Bewegung wechselt unentwegt zwischen kurzem Zurückziehen, lösendem Steigen und Lockern, ist also Inbegriff von Lockerheit.

Wenn das Lachen völlig spontan geschieht – und nur dann ist es als naturhaft zu bezeichnen und entfaltet die wohltuenden, belebenden Wirkungen –, erfolgt es mit locker weit geöffnetem Mund und lächelnder Mimik: die ideale Stellung für den Vokal A. Verfärbungen kommen dann zustande, wenn das Spontane des Lachens überdeckt wird von psychischen Einflüssen. Dann kann aus haha durchaus hähä oder hoho oder hihi werden, und jeder spürt, welche Empfindungen da jeweils am Werke sind.

Der Weg vom Lachlaut zum Vokal A ist sehr kurz, muss hier nicht noch einmal beschrieben werden. Vom haha angefangen über Wörter wie Hatz, Hast, haschen, rasch, Bass gelangt man rasch zu dem Hey-Vers „Barbara saß nah am Abhang …", der es tatsächlich schafft, völlig ohne Endsilben-E auszukommen.

Lautrhythmen:
Vermutlich ist dem Leser längst aufgefallen: **Die drei „Naturlaute" U, I und A stellen in ihrer Abfolge den dreiteiligen Atemrhythmus dar,** natürlich nur in der *Tendenz* der Atemmuskeln. Alle werden in der Ausatmung gesprochen, aber im „Zwerchfell" (Sammelbegriff für alle Atemmuskeln) finden Bewegungen statt, die dem Rhythmus von Einatmung (U), Ausatmung (I), Pause (A) *entsprechen.* Spricht man die drei Vokale hintereinander, kann man die Bewegungen mitdenken oder sogar mit den Händen außen nachahmen. Für die Wörter „Du siehst ja" bedeutete dies:

„Du": Zwerchfell „tut so", als ob es sich zur Einatmung zusammenziehen wollte, die Lunge dehnt sich; „siehst": Zwerchfell steigt und verstärkt die Ausatmungsbewegung, die Lunge zieht sich zusammen; „ja": Zwerchfell und Lunge sind in Lockerheit.

Von den drei Wörtern „Du siehst ja" ist das mittlere mit dem I sprachlich betont. Da Schlaffhorst / Andersen in ihrer Lehre vom Rhythmus den Krafteinsatz jeweils in der Streckung einsetzen ließen, sollte man bei I in dem Wort „siehst" also an die Streckung des Zwerchfells denken. So kann man dreiteilig-rhythmisch einen ganzen Satz sprechen:

„Du siehst ja Ulrika, nun zieht mal zur Isar."

Und bei jedem I verbindet man sich innerlich mit dem steigenden, sich streckenden *Zwerchfell*, wie es auch beim Niesen geschieht. Dies wurde „*Lautrhythmus des Zwerchfells*" genannt.

Spricht man hingegen „Wie fruchtbar", wo sprachlich die Betonung auf dem Vokal U liegt, so sollte man wieder an die Bewegung des inneren Organs denken, das sich streckt oder ausdehnt. Da beim U, abgeleitet vom Husten, das Zwerchfell sich kurz zurück- und zusammenzieht, die Lunge aber stets das Gegenteil tut, wäre die Dehnung oder Streckung bei U in der *Lunge* zu suchen. Also kann man beim Sprechen von „Wie fruchtbar" im U kurz die weit werdende Lunge denken, evtl. mit den Händen zeigen. Wieder gibt es, diesmal für den „*Lautrhythmus der Lunge*", einen ganzen Satz zu sprechen:

„Wie fruchtbar dies Tun war, die Ursach' ist grundklar."

Bleibt noch die Betonung des Vokals A, z. B. in den Wörtern „Wie dampft nun". Der Lachlaut A hat Lockerheit in Lunge und Zwerchfell. Wo also steckt die zu betonende Streckung?

Schlaffhorst / Andersen ließen an die *Stimme* denken. Für sie hatte das A (zusammen mit dem offenen O) im Stimmmuskel den relativ geringsten Spannungsgrad (das I den stärksten) und damit die größte Länge. So kann man also beim Sprechen des Vokals A an das lang ausgestreckte Stimm-Band, verbunden mit dem locker lachenden Zwerchfell, denken und erhält so den „*Lautrhythmus der Stimme*":

„Wie dampft nun die Waldung, im Talgrund wird's kalt nun."

Das alles klingt sehr kompliziert und hat schon manchen vom Einsatz dieser Vorstellungen abgehalten. Aber es ist doch ganz einfach: Beim I wird die Streckung des Zwerchfells, beim U die Dehnung der Lunge und beim A die „lange" Stimme gedacht und vielleicht mit Handbewegungen begleitet, um die Sache etwas konkreter zu machen.

I im Zwerchfell: Die Hände wölben sich aufwärts.

U in der Lunge: Die Hände gehen seitlich in die Breite.

A an der Stimme: Die Hände zeigen das „Band" zwischen vorn und hinten.

Wirklich lustig wird das in Sätzen, in denen die Betonung nicht auf demselben Vokal bleibt, sondern zwischen den dreien wechselt:

„M<u>u</u>s<u>i</u>k schallt gar l<u>u</u>stig im W<u>a</u>ldgrund.“

„Zum N<u>a</u>chtisch bringt J<u>u</u>tta das K<u>i</u>rschmus.“

„Mit H<u>a</u>rtmut und <u>I</u>rmgard kam <u>U</u>lrich.“

Mit diesen Sätzen lässt sich, vielleicht wieder verknüpft mit Handbewegungen, um die Konzentration zu unterstützen, vergnügt innerlich „Walzer tanzen“! Wobei der Wechsel von betonten und unbetonten Taktteilen deutlich in Erscheinung treten sollte. Das Ganze kann auch gesungen werden, aber mit Betonung der Sprache. Die anschließende Belebtheit von Körper und Geist ist in allen Fällen groß.

„Kulturlaute“

Im üblichen Sprachgebrauch werden die Laute U, I und A die „starken“ Vokale genannt. Und das wohl deshalb, weil sie die ausgeprägtesten Artikulationsstellungen aufweisen. Rein artikulatorisch betrachtet wären O und E dann „schwache“ Vokale, was aber niemand behaupten kann.

Bei Schlaffhorst / Andersen waren O und E die *Kulturlaute*, die ihre Wurzeln weder in den „Urkräften“ (Urlaute) noch in der Atemkraft (Naturlaute), sondern im „menschlichen“ Bereich haben.

O wurde als „Herzlaut“ bezeichnet, wobei das Herz traditionell als Sitz für menschliche Gefühle und Empfindungen und für das Gemüt angesehen wird: „Herzenswärme“. Das O lässt sich gedanklich an den vom Herzen bewegten Blutkreislauf anbinden, es „rollt“ durch den Organismus, seine runde Schreibweise unterstützt die Vorstellung. Mit den Lippen lässt es sich beim Sprechen „drucken“ und gewinnt dadurch an Kraft und Ausdruck.

Das E wurde als „Menschen“- oder „Seelenlaut“ bezeichnet (nur das geschlossene E !). Es ist mit Körperkraft kaum zu bilden, besteht sozusagen aus Luft und Schwingungen und stellt den geistig-seelischen Bereich des Menschen dar. Es ist nicht leicht, dieses transparente „Wesen“ E so locker und trotzdem ausdrucksstark zu sprechen, meistens gerät es zu fest an der Stimme – weil man sich sonst nirgends „festhalten“ kann …

Auch zum Üben dieser Laute stehen Hey-Verse zur Verfügung: „Oben thront der Nonnen Kloster …“ und „Es streben der Seele Gebete …“.

E) Vom Flüstern zum Tönen, „Urlaute"

Die beiden besprochenen Übungen zur Anbindung der Stimme an die Atemkraft betrafen überwiegend kurze Stimm- und Atemimpulse. Mit ihnen ist es anfangs leichter, die Verbindung zwischen beiden Kräften zu erleben. Sie führten vorwiegend in sprechende Stimmäußerungen. Für das Singen mit gedehnteren Vokalen ist eine anhaltendere innere Kraft nötig, die der Stimme Rückhalt geben kann. Um sie aufzubauen, bedarf es einer größeren Energie. Ein sehr bewährter (und leider vielfach vergessener) Übungsweg dahin ist eine bestimmte Art des Flüsterns, die *verhaltenes Flüstern* genannt wird.

Bei dem Wort „Flüstern" denken die meisten an die angestrengte Art und Weise, sich zwar stimmlos, aber gut hörbar sprachlich verständlich zu machen. Heraus kommt dabei eine die Stimme stark gefährdende Art der Ausatmung, die die Luft intensiv mit hohem Druck durch die reichlich fest geschlossenen Stimmlippen drängt. Menschen mit Stimmstörungen werden zu Recht dringend vor solchem Flüstern gewarnt. Der Leser möge einen <u>kurzen</u> Versuch wagen, „etwas Wichtiges unter dem Siegel der Verschwiegenheit" weiterzugeben – und er wird die fatalen Auswirkungen am Stimmorgan deutlich spüren können.

Hier nun soll das Flüstern vorgestellt werden, das der Stimme im Gegensatz dazu ausgesprochen gut tut und die Atemmuskeln in hohem Maße aktiviert. Gerade weil die Stimme dabei noch nicht klingt, lenkt ihr Klang den Übenden nicht von den Vorgängen am Stimmorgan und den Atemmuskeln ab, und diese Vorgänge treten klar ins Bewusstsein.

Vielleicht ist es manchem aufgefallen, dass bei keiner der schon beschriebenen Übungen die Stimme „bedacht" wurde, immer richteten sich Empfindungen und Gedanken auf andere Bereiche des Organismus. Das ist in der Arbeitsweise Schlaffhorst-Andersen gezielt so gewollt. Erst sollen die unterschiedlichen Kräfte im Menschen an die Tonerzeugung „angeschlossen" werden: der Leibraum („Urkräfte"), der Kopf (formende Kräfte), die Atemmuskelspannkraft. Dann erst, jetzt also, ist die Konzentration auf die Stimme schadlos möglich.

Wir beginnen mit vorbereitenden Übungen, die eben diesen Sinn haben, nämlich die Stimme und ihre Bewegungen spüren zu lernen, sie ins Bewusstsein zu heben.

Vorübung 1

Wieder, wie schon zweimal zuvor, wird mit dem Hauch begonnen: Bei weit geöffnetem Mund und Rachen ist mitzuerleben, wie die warme, feuchte Innenluft „aussteigt", ohne dass sie gedrängt wird, sie „nebelt" die oberen Luftwege regelrecht ein.

Zum ersten Mal richten sich Gedanken und Empfindungen jetzt auf die Stimme selbst, sodass der Kehlraum weit und warm und dadurch bewusst fühlbar wird. (Diese „Behandlung" mit eigener Innenluft ist übrigens therapeutisch nutzbar – gegen strapazierte, entzündete Schleimhäute bei Erkältung und Heiserkeit. Ärzte empfehlen Inhalationen mit entzündungshemmenden Substanzen – hier wird mit eigener Wärme „exhaliert".)

Vorübung 2

Statt des Hauches wird der Vokal A geflüstert, und zwar ganz weich, ganz ohne Anstrengung warm fließend, sodass die Wärme im Stimmraum spürbar bleibt. Aber im Gegensatz zum Hauch ist hier der Vokal A als feines Geräusch hörbar.

Vorübung 3

wechselt zwischen Hauch und *fließendem* Flüster-A, und zwar nur so schnell, dass die unterschiedliche Stellung der Stimmlippen deutlich fühlbar wird: Beim Hauch sind die Stimmlippen weit geöffnet, beim Flüster-A müssen sie sich so weit annähern, dass die weich hindurchstreichende Ausatmungsluft als Geräusch hörbar wird. Um sich die Vorgänge noch deutlicher zu machen, können zwei Finger eine auf- und zugehende Bewegung ausführen, wie die Stimmlippen, die hinten durch die Stellknorpel geöffnet werden: Hauch = Öffnung, Flüster-A = Schließen. Der Wechsel darf nur so oft in einer Ausatmung erfolgen, wie das Atemvolumen es ohne Anstrengung zulässt.

(Wenn das sichere Fühlen der Stimmlippenbewegung durch diese Übung nicht möglich wurde, so gibt es noch eine *(Zwischen-)Übung*, nämlich den *stimmlosen Glottisschlag*, häufig auch „Ventiltönchen" genannt, obwohl es kein „Tönchen" ist: Man denkt A, und die Stimmlippen schließen sich. Man spricht das A aber nicht aus, sondern öffnet die Stimme tonlos und ohne größere Luftbewegung mit einem kleinen Knack, dem Glottisschlag. Diese Bewegung lässt sich beliebig oft wiederholen und vermittelt mit Sicherheit das gewünschte Gefühl für Sitz und Bewegung der Stimmlippen.)

Danach sollte noch einmal versucht werden, die Bewegungen beim Wechsel von Hauch und Flüster-A zu fühlen.

Jetzt erst kann man es wagen, sich der eigentlichen Übung, dem *verhaltenen Flüstern* zuzuwenden. Eindeutiges Bewusstsein für die Vorgänge an der Stimme und möglichst auch an den Atemmuskeln ist Voraussetzung dafür, dass nichts falsch eingeübt und dadurch Schaden angerichtet wird. Bei dieser Übung sind Anleitung und Kontrolle durch eine Lehrkraft ganz besonders wichtig.

Übung „Verhaltenes Flüstern"
Es wird der Vokal A gedacht, sodass die Stimme sich spannt und schließt. Beim anschließenden Flüstern des A lässt man die Luft nicht frei fließen, sondern man verbindet es mit einer Bewegung von Armen und Rumpf, als ob man sich räkelt.
Das Räkeln oder Recken (wir haben es besprochen) besteht darin, dass Streckbewegungen stattfinden, die durchsetzt sind von Bewegungsimpulsen, die in die Anspannung führen möchten, also in das Gegenteil von Strecken.
Daraus resultiert eine sehr kraftvolle, langsame, „wehrige" Bewegung, die uns ausgesprochen angenehm ist.

Diese Erfahrung an der äußeren Muskulatur versuchen wir auf die innere Bewegung zu übertragen. Das bedeutet, dass die Ausatmungsbewegung des Zwerchfells (wieder als Sammelbegriff für die Atemmuskulatur gemeint) durchsetzt ist von Impulsen, die einer Einatmungsbewegung gleichen. An der Stimme wirkt sich das so aus, dass die Stellknorpel versuchen, die Stimmlippen zu öffnen. Es stehen sich also Aussagewille (A, Schließen) und Einatmungswille (Öffnung) gegenüber.

Das Resultat ist genial: Im best gelingenden Fall sind die Stimmlippen tatsächlich geschlossen, gespannt, und zwischen den Stellknorpeln, die öffnen wollen, wird ein kleines Dreieck am hinteren Ende der Stimme geschaffen, das *Flüsterdreieck*, durch das die Luft entweicht und ein merkwürdig klingendes Flüstergeräusch erzeugt. Es klingt merkwürdig, weil es nicht mehr vorrangig an den Stimmlippen, also an Schleimhäuten zustande kommt, sondern an den Knorpeln des Flüsterdreiecks. Das klingt etwas hohl, weiträumig, „röhrend", „untergründig" und manchmal richtig unheimlich; beim Stöhnen nämlich kommt es zu ähnlichen Geräuschen.

Es ist wichtig, darauf zu achten, dass das A-Geräusch frei fließen kann und trotzdem das Gefühl entsteht, als würde die Luft zurückgehalten: Das ist die *„Rückhaltekraft"* der Atemmuskulatur, die später die *saugende Stimme* ausmacht. Legt man die Hände auf Leib, Flanken, Rippen, so wird man spüren, dass sich die gesamte Rumpfmuskulatur in „Haltespannung" befindet, den Rumpf geweitet und stabilisiert hält, wie wir es beim Schrei des Säuglings sehen und erleben können.

Die Räkelbewegung kann natürlich mit der Zeit weggelassen werden, nämlich dann, wenn die inneren Empfindungen für die Vorgänge sich sensibilisieren. Um den richtigen „Sitz" dieses Flüsterns zu erlangen, sollte man es anfangs nicht zu lang ausdehnen, sondern immer wieder ab- und erneut ansetzen. Auch beim Absetzen sollte sich die Konzentration voll auf die Stimmbewegung richten: Sie öffnet sich weit, tut also das, was beim Flüstern schon dauernd, von den Stellknorpeln ausgehend, versucht wurde. Mit der Zeit wird es möglich werden, neben der Stimm- auch die Atemmuskelbewegung bewusst mitzuerleben, die auch beim „Loslassen" des Flüsterns endlich das darf, was sie die ganze Zeit wollte, nämlich sich zur Einatmung zu spannen.

Es entsteht ein Wechsel von Flüster-A (mit innerer Gegenspannung) und Einatmung, d. h. Wechsel von Stimmspannung und -lösung einerseits und von Ausatmung mit Rückhaltespannung und freier Einatembewegung andererseits. Und je besser man die Bewegungen ins Gefühl bekommt, desto sicherer wird man beim Einsatz des geflüsterten A. Natürlich ist auch das Ohr ein guter Kontrolleur für das Geräusch, das weit hinten an der Stimme entsteht und nicht vorn durch die geschlossenen Stimmlippen gedrängt werden darf. Aber um die Qualität des Geräusches beurteilen zu können, ist eben am Anfang jemand nötig, der es richtig vormacht.

Hat man den „Sitz" des Geräusches erst gut in Gefühl und Ohr, kann man es verlängern und wird staunen, wie lange eine solche Ausatmung dauern kann. Denn die Öffnung des Flüsterdreiecks ist winzig, lässt also nur wenig Luft durch, die aber ein intensives Geräusch verursacht, immer gehalten durch die Rückhalte-Impulse der Atemmuskeln. Es darf auch bei lang anhaltendem Geräusch kein Staugefühl entstehen. Tut es das doch, läuft etwas falsch, und die Übung muss schrittweise erneut begonnen werden Und immer sollte die Konzentration auf die inneren Bewegungen auch dann erhalten bleiben, wenn die geräuschhafte Ausatmung beendet wird und Stimme und Atemmuskeln „befreit" in die Bewegung übergehen können, die die ganze Zeit über angestrebt, aber durch den Willen zum Vokal vereitelt wurde.

Diese Übung ist ein Musterbeispiel für den „Wettkampf" zweier Kräfte, hier an der Stimme als „Arena" ausgetragen: Es sind menschlicher Sprachwille (Kopfkraft), der die Stimme spannt und schließt, und Einatmungswille (Atem- oder „Naturkraft"), der die Stimme über die Stellknorpel öffnen will. Beide Kräfte bedingen und stärken sich gegenseitig, stacheln sich geradezu zu Höchstleistungen an: Wachsen durch Widerstand. Und zwischen beiden Kräften steht als „Erfolgsorgan" die Stimme, die ihre volle Energie entfalten kann, weil sie von hinten durch Atemkraft „lang" gehalten und vor übermäßiger Spannung bewahrt wird – wir werden es merken, wenn sie erst laut werden darf. Das ist es, was eigentlich bei Sängern unter „Stütze" verstanden wird. Clara Schlaffhorst lehnte diesen Begriff für ihr Haus ab, weil er so oft missverstanden und dadurch missbräuchlich verwendet wurde (und wird). „Rückhaltekraft" der Atemmuskulatur ist an seine Stelle getreten.

Natürlich können mit der Zeit auch andere Vokale als nur das A zum Flüstern benutzt werden. Es eignen sich gut das offene O, das offene Ö („Bronchiallaut" nach Schlaffhorst/Andersen), das Ä und das E. Der Vokal E mag verwundern, denn er fühlt sich in der Kehle eher eng an. Aber gerade seine hohe Spannung an den Stimmlippen kann dafür sorgen, dass der rückhaltende Impuls der Atemkräfte erst recht gefordert wird. Es gibt etliche Übende, die gerade durch das E zum Erlebnis der Vorgänge an der Stimme kamen. Dabei sollte das E nicht zu sehr geschlossen angesetzt werden, ein klein bisschen Ä ist hilfreich.

Schließlich, wenn alles gut läuft, kann man versuchen, mehrere unterschiedliche Vokale in einer Ausatmung unterzubringen. Bildet man z. B. die Reihe A – Ä – E – Ä – A oder O – Ö – E – Ö – O (mit offenem O und Ö), so kann man regelrecht fühlen, wie der Stimmmuskel seine Spannungsgrade verändert: E stark gespannt, A und O weniger. Manche vermögen sogar die Eigentöne der Vokale bei dieser Übung wahrzunehmen.

Vorstellungsbilder

Wie bei allen Übungen gibt es natürlich auch hier etliche Vorstellungsbilder, die zum guten Gelingen beitragen können.

Immer hat man zwei Möglichkeiten: Man stellt sich die tatsächlichen Funktionsbewegungen der beteiligten Organe und Muskeln so plastisch wie möglich vor, oder man (er)findet Bilder, die diese Funktionen zu unterstützen vermögen.

Die erste Möglichkeit wurde bereits bei der Einführung der Flüsterübung herangezogen. Die Erfahrung lehrt, dass es wichtig und nötig ist, immer erneut vor Beginn der Übung die Konzentration auf diese Zusammenhänge zu richten:

Ich will einen Vokal sagen, d. h. die Mundwerkzeuge nehmen eine präzise gestaltende Form an, und die Stimme spannt und schließt sich; gleichzeitig (durch die Vorstellung von innerer „Wehrigkeit" oder Bedrängnis) wird die Ausatmung durchsetzt von Einatmungsimpulsen der Atemmuskeln, die die Stellknorpel veranlassen, die Stimme hinten durch Öffnungsversuche „lang" zu halten. Dort hinten strömt die Luft aus und macht das Geräusch, **Ausstrom und Rückhaltekraft sollten sich die Waage halten**, so wie es auch bei einem kraftvoll gesungenen Ton nötig ist.

An welche der beteiligten Muskeln vorrangig gedacht wird, ist individuell verschieden. Dem einen liegt es, an den Wettkampf an der Stimme zu denken, wie dort, zwei gleich starken Mannschaften beim Tauziehen gleich, ein Kräftemessen stattfindet zwischen Stimmspannung (durch Vokaldenken) und nach hinten „lang ziehenden" Stellknorpeln. (Manch einer lässt sich während des Übens die Stimme hinten zum Halse hinauswachsen …)

Anderen fällt es leichter, sich das zurückhaltende Zwerchfell vorzustellen bis tief in die Zwerchfellschenkel an der Innenseite des Kreuzes hinein, unterstützt durch die Stabilisierung der Rumpfmuskeln, die sich wie ein Rettungsring um ihn herumschließen.

Wieder andere denken am liebsten die Verbindung von hinterem Zwerchfell und Stellknorpeln, die ja zusammenarbeiten. Sie stellen sich eine Leine vor: Unten gezogen, halten oben die Stellknorpel die Stimme lang.

Der Leser merkt: Schon bei diesen Funktionsschilderungen schleichen sich Bilder ein, eine Tauziehmannschaft, eine Verbindungsleine, ein Rettungsring. Bilder bringen Plastizität in die Funktionsvorstellungen.

So kann auch das gesamte Geschehen bei der Übung in einen Bildzusammenhang gebracht werden, nämlich in eine Pferdekutsche: Das Pferd läuft (die Ausatmungsluft); der Kutscher, auf beiden Zwerchfellkuppen (der Kutsche) sitzend, hält die Zügel (die Stimmlippen) mit beiden Händen (den Stellknorpeln) fest. Nur wenn das Pferd gut läuft (die Luft fließt), kann der Kutscher, sich an straffen Zügeln haltend, sich gelassen nach hinten lehnen (Rückhaltekraft).

Dies ist ein wichtiges Bild, wenn Übende vor lauter Zurückhalte-Gedanken anfangen zu stauen. **Fließende Luft und zurückhaltende Kraft bedingen sich!**

Solche „Innenbilder" sind für viele Menschen der beste Weg zum Gelingen. Anderen ist mehr geholfen, wenn sie durch *Außenbewegungen* das innere Geschehen beeinflussen können. Es gibt etliche Möglichkeiten. Das Räkeln wurde schon genannt. Die Bewegung beider Arme, als ob ein Bogen zum Abschuss gespannt wird (ein Arm nach vorn, einer nach hinten) ist eine weitere. Man kann die Finger vor der Brust verhakeln und auseinander zu ziehen versuchen oder die Hände gegeneinander drücken. Oder man ballt einfach beide Fäuste und zieht die Ellbogen wie gegen einen Widerstand etwas nach hinten (nicht zu weit nach hinten!). Und man kann mit beiden Händen unter den Stuhlsitz greifen und sie hochziehen, wodurch der Rumpf gegen den Stuhlsitz gedrückt wird. Hat man einen Helfer, kann der von vorn den zurückziehenden Armen Widerstand entgegensetzen.

All diesen Bewegungen liegt dasselbe Anliegen zugrunde: In Außenmuskeln das zu spiegeln, was innen an Widerstandsbewegungen gegen die Ausatmung aufgebaut wird.

Falls jemand mit allen bisherigen Anregungen nicht genug Krafteinsatz gewinnen konnte, so bleibt noch der Weg des willkürlichen Einsatzes der Rumpfmuskulatur, die ja Atemhilfsmuskeln sind. Man denke an die „ausdrückende" Bewegung bei der Stuhlentleerung oder – noch intensiver – die Presswehen beim Gebären, und schon werden sich Bauch, Flanken und Rippen mächtig weiten und stabilisieren. Dazu dann den geflüsterten, fast gestöhnten Vokal bilden, und es wird sicher gelingen.

Ich habe diese Übung einst auf diese Weise beigebracht bekommen. Wenn ich diesen Weg heute nur noch im Notfall anbiete, dann deshalb, weil durch die stark willkürliche Rumpfmuskelbewegung die große Gefahr besteht, dass auch der Druck an der Stimme willkürlich geschieht. Es ist mir einfach zu „brutal", und ich vertraue lieber auf die (wenn auch manchmal langsam) wachsende innere Atemmuskelkraft, die der Stimme niemals schaden, sondern im Gegenteil enorm nützen kann. Und es ist so wunderbar zu erleben, wie die Kraft sich von innen her aufbaut, wie sie zufließt, wirklich zur „Lebenskraft" wird, ohne dass man außen „schuften" muss.

Das Wachsen dieser inneren „Naturkraft" hat *Auswirkungen* nicht nur physischer Art, wie ja überhaupt nichts geschieht, was nicht auf allen Ebenen wirken würde. Mit der Arbeit an *Substanz- und Kraftaufbau der Atemmuskulatur* bekommt der Mensch nicht nur Unterstützung für seine äußere Haltung und seine Stimme, sondern er gewinnt deutlich auch an Selbstbewusstsein, an Standfestigkeit. An vielen Beispielen war das erlebbar. Wenn beim Üben das Gefühl entsteht: „Hier sitze ich, wer wagt es, mich hier wegzustoßen?", dann überträgt sich das selbstverständlich auch auf die andere Ebene, auf der ich zu einer Meinung oder zu einer Absicht stehen lerne. Dieser Mensch tritt anders auf, ohne aggressiv werden zu müssen, und er wird so auch besser respektiert. Und dabei ist die Stimme noch nicht einmal klingend in Erscheinung getreten!

Lautbildungen
Wenn man nach den Flüsterübungen spricht oder singt, sind die Auswirkungen auf die Tonerzeugung oft spontan hör- und fühlbar. Man spürt dann genau, wie die Stimmlippen hinten Halt bekommen durch die aktiv zugreifende innere Kraft. Und die Stimme klingt „gegründet", fundiert, überzeugend und vollständig unangestrengt. Das ist es, was Schlaffhorst/Andersen „Lautkraft" nannten!

Aber natürlich gibt es auch Übungen, die helfen können, den *Übergang vom Flüstern zur Tonerzeugung* zu finden. Dafür bieten sich verschiedene Möglichkeiten an.

Übung vom Halbklinger zum Vokal
Die nächstliegende Übung ist die, auf die Halbklinger zurückzugreifen (W, S, J, stimmhaftes Sch). Durch die beiden Widerstände, die bei ihrer Bildung entstehen (Enge im Mundraum und Stimmschluss), kommt bei ihnen dieselbe innere Bewegung zustande wie die, die hier geübt wurde. Am intensivsten ist die innere Haltekraft beim Tönen des J zu spüren, seine „Verbissenheit" in der Artikulation und die „Angriffslust", die emotional durchscheint, sind die Ursachen dafür. Es ist

günstig, auch hier zunächst nicht zu lange zu tönen, denn so lange tragfähig ist die innere Kraft noch selten.

Man kann dann versuchen, von dem J den Geräuschanteil vorsichtig wegzulassen. Es bleibt ein I übrig, das aber genauso verankert bleiben soll wie das J vorher. So ist die Erarbeitung eines fundierten Vokals möglich.

Dasselbe wie mit J lässt sich mit den anderen Halbklingern machen. Wird der Geräuschanteil des Lautes weggelassen, bleibt immer ein Laut übrig, der einem Vokal entfernt ähnelt. Aus dem W mit seiner „Schnute" lässt sich so – mit verstärkender Artikulation – das U entwickeln, aus dem stimmhaften Sch , das eine weitere Schnute hat als das W, das O und aus dem stimmhaften S das E.

In jedem Fall besteht die Aufgabe darin, trotz Wegfallens des Widerstandes an der Enge im Mundraum im Vokal dieselbe Intensität der Atemmuskeln beizubehalten wie im Halbklinger. Das bedarf eines großen inneren Einsatzes und ist nicht ganz einfach.

Übung „Urlaute"

Hier ist jetzt auch der Ort, die schon früher erläuterten „Urlaute" zu erarbeiten. In ihnen werden nach Schlaffhorst / Andersen die „Urtriebe" laut, die „die Welt im Innersten zusammenhalten" (frei nach Goethe). Hunger und Liebe, Selbst- und Arterhaltung sind die Kräfte, von denen sie glaubten, sie in den Vokalen U und I ausdrücken zu können.

Fühlt man sich in einen Hungernden ein, in seinen schmerzhaften Sog nach Nahrung, seine verdüsterte Mimik, und sucht man das dann in einen halb stöhnenden Laut umzusetzen, so kommt ein U-ähnlicher „saugender" Vokal zustande, der tief aus dem Leib aufsteigt und zu U geformt werden kann. Ganz anders die lustbetonte Begegnung zweier Individuen auf der animalischen Ebene, deren Mimik zum Lächeln, zur Begehrlichkeit tendiert und so die Neigung zum Vokal I zeigt. Beide Vokale, so gebildet, lassen deutlich den Leibanschluss hören, sind aber artikulatorisch geformt, „aufgefangen". Ginge man allein den „Urkraft"-Anteilen nach, bestünde eine erhebliche Gefahr, die Stimme zu überlasten, mit der Kraft gegen die Stimme zu drängen. Die zusätzliche Rückhaltekraft der Atemmuskeln sorgt dafür, dass alle drei Kräfte – Vitalkraft, Atem- und „Kopf"kraft – im Ausgleich sind. Damit ist auch die Stimme geschützt, und die Laute können gefahrlos kraftvoll mit großem Volumen hervorgebracht werden.

Viele Menschen sind stets irritiert, dass bei Schlaffhorst / Andersen die Vokale U und I sowohl Urlaute als auch Naturlaute sein sollen. Wenn der Leser an die Erarbeitung der Naturlaute zurückdenkt, so wird er aber sicher den großen Unterschied beider Typen bemerken können: Die Naturlaute (das A gehörte noch dazu) beziehen sich auf den impulshaften Zugriff der Atemmuskeln, sind leicht, luftig, „springend", entstammen dem Brustraum. Die Urlaute dagegen sind tief im Leib verwurzelt, klingen voluminöser und länger, sind „uriger". Je nachdem, was im Sprechen oder Singen ausgedrückt werden, welche Stimmung vermittelt werden soll, wird man die Vokale im Ur- oder im Naturlaut-*Charakter* bilden.

Und selbstverständlich ist es auch möglich, die anderen Vokale bis zu gewissen Graden an diese Charaktere anzuschließen.

Übung „Schrei"

Nach all den vorangegangenen Übungen kann man es wagen, die Stimme selbst voll in Aktion treten zu lassen.

Man fängt hierbei unbedingt immer mit dem „verhaltenen Flüstern" an, und zwar zunächst auf den Vokal A, da bei ihm Mund und Schlund weit geöffnet sind. Später können sich Ä und offenes O anschließen. Es muss beim Flüstern ein sicheres Gefühl für den Gegenhalt entstehen, der von Stellknorpeln und Atemmuskeln auf die Stimmaktivität ausgeübt wird. Nur dann kann man es wagen, anstelle des geflüsterten ein laut rufendes oder fast schreiendes A „in die Welt zu setzen", wobei genau dieselben Funktionsempfindungen wie beim Flüstern vorher bestehen bleiben müssen.

Wenn dies gelingt, kann man so laut schreien oder rufen oder singen, wie es einem Spaß macht: Der Stimme wird nichts Böses passieren. Gelingt es nicht, merkt man das sofort und eindringlich an der überanstrengten Stimme und hört besser auf – oder versucht es mit noch konzentrierterer Vorbereitung und etwas weniger laut erneut.

Marktschreier und Straßenverkäufer benötigen diese Tonerzeugung, wenn die Stimme nicht krank werden soll. Aber auch das Singen dramatischer Töne ist ohne die rückhaltenden Atemkräfte nicht möglich. Man denke an Schreie in Opernarien, schönstes Beispiel die Callas …

Intensität

Die Übung des verhaltenen Flüsterns führt aber nicht zwangsläufig zu lauten

Tonerzeugungen, wie es hier so scheinen mochte, sondern in jedem Fall zu hoch intensiven. Und die können so verhalten, so leise sein wie das Flüstern vorher.

Übung

Wieder beginnt man mit einem Halbklinger, hier dem W. Man bildet das W so verhalten, als ob neben dem Geräusch an den Lippen auch die Stimme noch „halb" flüstert, und hängt verschiedene Vokale daran, die genauso „verschleiert", aber intensiv klingen wie das W.

Aus dem „Zigeunerlied" von Goethe eignet sich das als Kehrreim wiederkehrende Wolfsgeheul für diese Übung gut:

„Wille wau wau wau, wille wo wo wo, witto huh!"

Je leiser, je verhaltener die Stimme eingesetzt wird, desto mehr Kraft muss aus der Atemspannung kommen und desto bedrohlicher, unheimlicher wird die Stimmung.

Etwas Ähnliches ist mit dem Wort „Weh" zu erreichen, das Verschiedenes beinhalten kann: Wehklage, Drohung, Flehen. Im „Zauberlehrling" von Goethe gibt es die ausdrucksstarke Stelle, wo beide Besenhälften zu Wasserträgern werden und das Haus zu ersaufen drohen: „Wehe, wehe, beide Teile ...", und später: „Helft mir, ach ihr hohen Mächte!" Man wird merken, wie vielfältig die Ausdrucksmöglichkeiten durch die Intensität des Atemmuskeleinsatzes sind!

Bei dem Wort „Wehe" fällt auf, dass nur der ersten Silbe die ganze Kraft zufließen darf, während die Endsilbe sie nicht verträgt. Sie muss „losgelassen" werden. Damit ist ein weiteres Thema berührt, der

Wechsel von „Verhalten" und Fließen

Unser gesamtes Bemühen richtete sich beim Flüstern und Tönen bisher auf die innere Gegenbewegung zur Ausatmung. Für manche Menschen ist das für lange Zeit herrlich, es gibt nichts Schöneres. Andere haben möglicherweise schon längst gedacht: „Wann darf ich endlich fließen lassen?"

Die bisher geübten Tonerzeugungen in diesem Kapitel gelten ausschließlich für betonte Silben beim Sprechen und Singen. Um zu *Stimmdynamik* zu gelangen, muss es einen Wechsel geben von Zugriff und Lösen, von Laut und Leise, von Zurückhaltung oder *„Saugen"* und *Fließen* und von dem Mittelding zwischen beiden. Auch

Dynamik ist rhythmischer Wechsel. Und, man ahnt es schon: **Stimmdynamik ist nicht denkbar ohne Dynamik** auch **der Atemmuskeln.**

Übung

Erinnern wir uns an die *Vorübungen* für das verhaltene Flüstern: Nach dem unhörbaren Hauch dachten wir den Vokal A und ließen ihn ganz weich flüsternd hören, die Stimme bot der Luft noch wenig Widerstand. Erst dann wandten wir uns der inneren Bedrängnis im Flüstern zu.

Zu diesem weich fließenden Flüster-A kehren wir jetzt zurück und spüren, wie die Rumpfmuskeln nachgeben dürfen, aber noch geführt werden, wie die Lunge sich zusammenzieht und die Luft in warmem Strom durch die Stimmlippen entweichen kann, ohne sie zu bedrängen. Erst wenn wir das wieder sicher im Gefühl haben, bilden wir in einer weiteren Ausatmung das vorher geübte verhaltene Flüstern, um die beiden Arten des Flüsterns in seinen Empfindungen deutlich voneinander unterscheiden zu können.

Und dann wird es spannend: In einer Ausatmung bilden wir erst das verhaltene Flüstern und lassen es dann in das fließende übergehen und denken die innere Bewegung mit: Das Zwerchfell hält sich stark zurück und geht in geführtes Steigen über, die Rumpfmuskeln weiten sich zuerst und dürfen dann nachgeben. Es kann ein Genuss sein, das mitzuerleben.

Aber es wird noch spannender: Nach dem „erlösenden" Fließen des A lassen wir das Zwerchfell noch einmal zupacken, also Verhalten – Fließen – Verhalten. Ob dann noch Luft genug da ist, um erneut fließen zu lassen, wird man merken. Ziel ist es, in einer Ausatmung zwei bis mehrere Male den Wechsel zwischen „saugendem" Verhalten und Fließen zu ermöglichen, aber immer nur so lange, wie es ohne Nachdrängen geht. Das Atemvolumen und die innere Kraft werden kontinuierlich wachsen.

Dasselbe wie mit Vokal A geschieht jetzt mit dem E: In einer Ausatmung wird gewechselt zwischen verhaltenem – fließendem – verhaltenem – fließendem Flüstern.

Danach darf die Stimme aufgehen, die Atemmuskeln sorgen selbsttätig für die nächste Einatmung.

Dann werden zwei Vokale in einer Ausatmung gewechselt: Verhaltenes Flüstern auf A, fließendes Flüstern auf E, die Übergänge ganz weich und schmiegsam bilden.

An die Stelle des A treten dann andere Vokale, das offene O, das offene Ö, das Ä, aber das fließende Flüstern bleibt immer dem E vorbehalten. Viele werden es ahnen: Das fließende E ist die Vorbereitung für unbetonte Endsilben, während die anderen Vokale mit ihrem verhaltenen Flüstern die betonten Silben repräsentieren.

Wenn die Übung gut gelingt, wird einem die Beweglichkeit von inneren Atemmuskeln und Stimmlippen große Freude bereiten.

Nun steht dem Übergang in tönende Sprache oder klingendes Singen nichts mehr im Wege, denn der Weg vom verhaltenen Flüstern zum Ton wurde ja schon geübt. Jetzt kommt nur noch die Aufgabe dazu, die unbetonten Endsilben auch stimmhaft ganz locker fließend zu sprechen oder zu singen.

Wieder kann man auf Hey-Verse zurückgreifen, um die ersten Schritte zu wagen. Da bieten sich die Verse auf A („Nah dem Hage Tannen schwanken …") oder auf O an („Oben thront der Nonnen Kloster …"), bei denen immer betonte A- oder O-Silbe mit einer unbetonten Endsilbe wechselt.

Schlaffhorst / Andersen achteten darauf, dass für die Endsilbe nicht nur Luft aus dem Mund, sondern auch ein Anteil durch die Nase entweicht. Dieses Aufsteigenlassen der warm fließenden Endsilbenluft in die Nase ist eine große Hilfe, um Dynamik in den stimmlichen Ablauf zu bekommen. Es ist, als ob man einen Gast freundlich bis *vor* die Tür geleitet und ihn nicht einfach laufen lässt, womöglich noch mit einem Schubs …

Singend kann man Tonfolgen üben, bei denen ein Ton stark, der nächste leise gebildet wird. Das geht z. B. ganze Tonleitern rauf und runter. Aber nicht in „Sängerseligkeit" verfallen und alle Töne wieder gleich stark ansetzen, immer schön forte – piano – forte – piano … Die innere Bewegung dabei ist zauberhaft zu erleben!

Mit diesen letzten Übungen wird bereits ein weiteres wichtiges Thema angesprochen, das als nächstes behandelt werden soll.

VII. „EIGENBEWEGUNG DER STIMME"

Schlaffhorst/Andersen prägten diesen Begriff für das, was sie die „wurmartige Bewegung des Stimmmuskels" nannten und an einer kleinen Stahlspirale sichtbar zu machen suchten: Die Spirale lag auf einem Pappteller, von innen wurden an ihren Enden zwei Fäden befestigt, die in der Mitte nach außen traten und durch die Pappe hindurch nach unten geführt wurden. Zog man unten an den Fäden, so wurde die Spirale zusammengezogen, ließ man sie langsam wieder los, wurde sie lang.

Wenn wir im Unterricht an der „Eigenbewegung der Stimme" arbeiteten, dann bewegten wir die Spirale zusammen mit den Stimmübungen, was uns das innere Bild sehr verstärken half.

Diese „Stimm-Eigenbewegung" kommt nach der Vorstellung der beiden Frauen zustande durch: unterschiedliche Tonhöhen, unterschiedliche Vokale und unterschiedliche Lautstärken.

Die unterschiedlichen Tonhöhen bilden das große Thema der „Septime", das in einem eigenen Kapitel behandelt wird.

Bei den Vokalen lehnte Clara Schlaffhorst sich an das an, was Julius Hey in seinem Buch „Die Kunst des Sprechens" und in seiner Gesangsschule bereits beschrieben hatte: Die Vokale A und offenes O wurden als die mit der geringsten, die Vokale I und E als die mit der höchsten Spannung des musculus vocalis und damit der Stimmlippen angesehen, die Vokalfolge A – Ä – E – I oder O – Ö – E – I bedeutet also sich verstärkende Spannung, I – E – Ä – A und I – E – Ö – O geringer werdende Spannung. Da Spannung gleichgesetzt wurde mit Kürzung und geringere Spannung mit Längung, wurde die Spirale auf dem Pappteller entsprechend bewegt. Gleichzeitig wurden die Vokale mit hoher Spannung leise, die mit geringer lauter gesungen oder gesprochen.

Wer dies mit dem heutigen Wissen über die Stimmphysiologie liest, wird verwirrt sein, die Bilder stimmen nicht überein. Aber wir erinnern uns: Zur Zeit der Arbeit von Schlaffhorst und Andersen waren die heute bekannten differenzierten Vorgänge im Stimminstrument noch nicht erforscht, die Frauen machten sich ein eigenes Bild aufgrund der Erfahrungen an sich selbst und ihren Schülern. Vor allem aber richteten sie sich nach dem, was fühl- und damit erlebbar war. So erkannten sie ausschließlich die beiden Funktionen, die hier beschrieben werden: 1. die Spann-fähigkeit des m. vocalis in verschiedenen Graden, die die Stimm-Eigenbewegung ergibt, und 2. die Längung des Muskels durch die Stellknorpel, die ihrerseits mit den Atemmuskeln verbunden sind. Die Längung auch durch den m. cricothyroideus war also nicht bekannt.

Was die „Eigenbewegung" der Stimme angeht: Sollte es vielleicht möglich sein, dass Schlaffhorst/Andersen die so genannte „Selbstregulierung" der Stimme vo-rausgeahnt, besser: erlebt haben, von der heute die Rede ist?

Auf jeden Fall sind die Vorstellungen der beiden Frauen so nachfühlbar, und vor allem haben sie so unglaublich positive Auswirkungen auf Stimmklang und den ganzen Organismus, dass es als überaus wichtig angesehen werden muss, die uns überbrachten Vorstellungen mit dem heutigen Wissen in Übereinstimmung zu bringen. Ansätze dazu sind durchaus vorhanden. Es muss als Aufgabe der heutigen Lehrerschaft der Schule Schlaffhorst-Andersen angesehen werden, Erklärungen oder Begründungen für die überbrachte Lehre zu finden, anstatt sie einfach wegzulassen, zu „vergessen".

Die Idee der „Septime"

Auch für dieses Kapitel gilt das vorher Gesagte: Die „Septime" oder „Siebentonreihe" wird hier so dargelegt, wie Clara Schlaffhorst sie entwickelt und gesehen hat.

Ich halte mich bei der Niederschrift weitgehend an Aufzeichnungen, die Gertrude Schümann 1972 auf Tonband gesprochen hat. Die Tonbänder wurden von der CJD-Schule Schlaffhorst-Andersen in Bad Nenndorf auf CDs übertragen gelassen und sind dort einseh- und vor allem einhörbar.

Es sind die CDs mit den Nummern 38 bis 41, wobei die Nr. 38 (zweite Hälfte) über die vermuteten Ursprünge der Septimen-Idee berichtet, die hier kurz zusam-mengefasst werden.

Was die Aufnahmen besonders interessant macht, das ist der Umstand, dass Ger-trude Schümann die Übungen nicht nur erläutert, sondern vorgeübt hat, sodass hörend nachvollzogen werden kann, was jeweils gemeint ist. Für Leser, die die „Septime" intensiv studieren möchten, ist die CD-Reihe 38 bis 41 also dringend zu empfehlen! G. Schümann war wohl die Schülerin von Schlaffhorst und Andersen, die die Septimen-Idee am meisten verinnerlicht und sie deshalb auch am meisten durchdacht und angewendet hat.

Die vermuteten Ursprünge und die Entwicklung
Der Ablauf der sieben Töne reicht von dem Ton g bis zum Ton f: g a h c d e f, wobei das g hinten an den Stellknorpeln und das f vorn am Schildknorpel gesehen wurde.

Über die Entstehung dieser Vorstellung gibt es keine gesicherten Erkenntnisse, wohl aber verschiedene Vermutungen und Erzählungen.

Da ist die Geschichte von zwei taubstummen Kindern, mit denen Clara Schlaff-horst arbeitete. Um das fehlende Gehör bei den Tonerzeugungen zu ersetzen, ließ sie die Kinder zum Fenster ins Helle gehen, wenn sie „hellere" Töne singen sollten als die beiden Töne g und a, die sie von sich aus singen konnten. Und sie ließ sie zurück ins dunkle Zimmer gehen, wenn die Töne „dunkler" werden sollten. Das hatte wohl Erfolg, und es brachte sie auf die Idee, die Töne nicht „rauf und runter" wie sonst üblich zu denken, sondern horizontal am Stimmband entlang. Das war absolut neu, und sie hat diese Idee u. a. auch deshalb verfolgt, um beim Sänger die Brüche zwischen Brust- und Kopfregister zu überwinden. Fortan gab es bei ihr keine „hohen" und „tiefen" Töne mehr, sondern nur noch helle und dunkle auf einer Ebene!

Es gibt drei „Septimen": die 1. Septime im Sprechtonbereich, die 2. Septime und die 3., die vorrangig für helle Soprane geeignet ist. Immer wieder setzt die nächsthelle Septime mit Ton g hinten an der Stimme an und erhöht lediglich die innere Spannung, geht nicht „nach oben".

Weshalb aber g hinten und f vorne? Clara Schlaffhorst erlebte immer wieder, dass Schüler, die eine sehr vertiefte Einatmung gehabt hatten, von sich aus spontan den Ton g sangen. Und sie erlebte zwei kulturell sehr hoch stehende Menschen, die bei der Aufforderung, irgendeinen Ton zu singen, immer das f anstimmten. Also: Tiefer Kehlkopfstand und „lange" Stimme = Ton g, kulturell betont = Ton f.

Sie sah Entsprechungen im geistigen Bereich, fand auch Anregungen bei Rudolf Steiner und übernahm für ihre „Septime" seine Idee der seelischen Entwicklungen: Steinseele = Kraft = g; Pflanzenseele = Trieb = a; Tierseele = Instinkt = h c d; Menschenseele = Bewusstsein = e; Künstlerseele = Naivität = f.

Das bedeutet, dass Clara Schlaffhorst in der „Septime" nicht nur ein musikalisches Erlebnis sah, sondern die Projektion unterschiedlicher Kräfte, die auch zu Heilzwecken anwendbar sind. Das Ziel dabei ist (wie ja überhaupt in ihrer ganzen Arbeit), *alle Kräfte zu entwickeln*, immer *auf dem Weg*, in Bewegung zu sein, weil sonst Erstarrung droht (Abb. 1).

Die Linie von g zu f war also gegeben. Wenn das Zwerchfell (bei tiefer Einatmung) Tiefspannung hat, führt das zur „langen" Stimme. (Im Kapitel „Atmung und Stimme" wurde dies ausführlich behandelt.) Also hat Ton g Stimmlänge, und das Singen der Septime von g nach f führt aus der Länge in die Stimmkürze = Spannung. Aus der Linie, dem „Band", wurde so eine *einfache Spirale*, die sich aus der Länge des g zum f hin „einspiralt" (Abb. 2).

Dann kamen weitere Erfahrungen dazu. Clara Schlaffhorst erlebte bei Sopranstimmen die „helle" Spannung vorn bei f, bei Altstimmen aber auch eine Spannung, eine „dunkle" hinten bei g. So bekam auch g eine Stimmspannung, und aus der einfachen wurde eine *Doppelspirale*, die an beiden Enden Spannung hat. In der Mitte bei den Tönen h c d liegt die Ausdehnung (Abb. 3). So erlebte sie einen „hellen" und einen „dunklen" „Willen der Natur" = Spannung. Und sie meinte, dass die unterschiedlichen Anlagen von Sopran und Alt und von Tenor und Bass sich ergänzen lernen müssten.

Jetzt zu den *Lautstärken*: Zusammenziehung, Spannung an der Stimme bedeutete für Clara Schlaffhorst piano, Streckung (Abspannung) forte und das Mittelding zwischen beiden, die Lockerheit, mezzoforte. Sie benutzte hierfür zum Sichtbarmachen neben der Spirale auch das *Crescendo-Decrescendo-Zeichen*, wie es schon Julius Hey getan hatte (Abb. 4).

Im *Zwerchfell* sieht die Lage der Töne und sehen die Spannungsverhältnisse andersherum aus, wir haben im Kapitel „Anbindung der Stimme an die Atemkraft" ausführlich davon gehört. Natürlich wurde auch für die Septimen-Idee der Antagonismus zwischen Stimme und Zwerchfell beachtet und genutzt.
Der Ton g, an der Stimme hinten an den Stellknorpeln, wird im Zwerchfell vorn am Brustbeinansatz gestützt, das f, an der Stimme vorn, verankert und stützt sich

im Zwerchfell hinten am Ansatz der Zwerchfellschenkel. So lassen sich zwischen Stimme und Zwerchfell Diagonalen vorstellen, die eine Stützkraft vermitteln, die man sonst nur im Möbelbau kennt (Abb. 5).

Im Laufe der Zeit wurde die Siebentonreihe überall da hingedacht, wo Belebung oder Stützkraft vonnöten waren: Die inneren *Organe* wurden einbezogen, und zwar je heller die Töne, desto tiefer das Organ, sodass das helle f tief in den Unterleibs- organen verankert wurde. An den inneren und äußeren *Muskeln der Rumpfwände* liefen die Töne gegenläufig ab, außen von hell nach dunkel (f bis g), innen von dunkel nach hell (g zu f). Es wurden Leibraum, Brustraum und Kopf einzeln gese- hen, also für jeden Raum eine neue Septime, und so fort. Das mag manchem wie Gedankenspielerei vorkommen. Dass es das nicht war und ist, wird jedem deutlich, der selber mit diesen Vorstellungen an sich arbeitet.

Die „Idee der Septime" verbindet sich mit physiologischen Vorgängen, sie lässt sich „*verkörpern*". Und **die „Septime" ist *kein* Naturgesetz, sie ist ein Weg zur *Wiederherstellung* der Gesetze.**

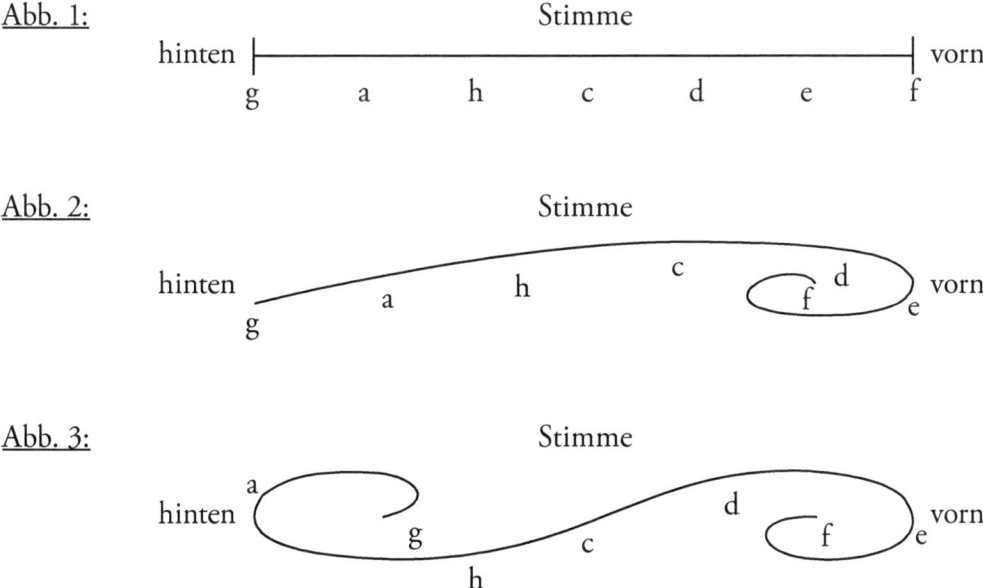

Abb. 4:

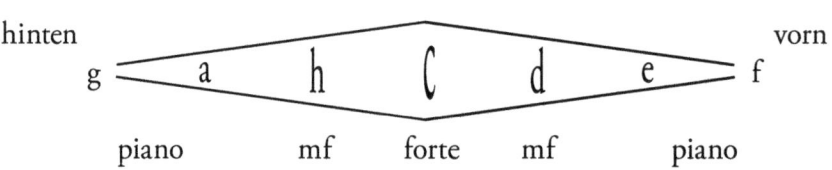

Stimme

Abb. 5:

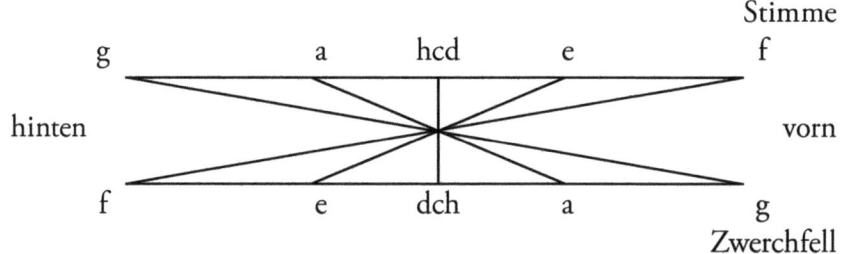

Zwerchfell

Beispiele für die Anwendung

Hier werden Übungsprotokolle vorgestellt von Übungen, die Gertrude Schümann auf dem Tonband vorgemacht hat. Es ist wichtig zu bedenken, dass die Voraussetzungen zum Üben täglich und stündlich andere sind, dass dies hier also nur *Anregungen* zum Üben sein können. Wenn jemand Gelegenheit hat, die Originale zu hören, wird ihm dies sehr deutlich werden.

Übung zum Wecken der Einbildungskraft für den Sitz der sieben Töne

Geübt wird im ⁴⁄₄-Takt, ¼ für den Ton, ¾ für die Luftbewegung danach: Nachhauch, Lockerheit, Einatmung. (Statt Klavier wird eine Stimmgabel benutzt.)

Ton g auf „nu", aufhören nach vertiefter Einatmung, ebenso Töne a und h. Dabei Schauen der Ansatzstellen und der Atembewegung an der Stimme. Dann Töne c, d, e, f gleich hintereinander. Eigene Melodien entstehen als Gegengewicht gegen die starke Konzentration. Dann die Linie rückwärts. Interessant ist, dass das Auge horizontal (an der Stimme entlang) schaut, das Ohr aber die Töne vertikal hört.

Die Stützpunkte der „Septime" lassen sich außer an der Stimme auch in der Lunge, auf dem Zwerchfell, in Leib-, Brust- und Kopfraum schauen. Die Funktion wird durch das Denken beeinflusst, vom Willen her ist das nicht zu machen.

Hier werden die Töne jetzt in der Lunge geschaut: Ton g vorn oben, f hinten unten.

Wieder Einzeltöne, aber jetzt im 3/4-Takt, also Ton – Nachhauch – Einatmung. Es entsteht ein Gefühl, als ob der Ton sich in die Lunge „eingräbt". Im Hören ist der Unterschied zwischen dem Denken an die Stimme oder die Lunge kaum zu merken, aber die Wirkungen sind gänzlich andere.

1. Übungsstufe: Pro Ausatmung ein Ton auf „nu" mit Nachhauch und Einatmung. Beginn hier mit Ton e die ganze Septime. Dann rückwärts.
2. Übungsstufe: Vier Töne in einer Ausatmung, jeder mit „nu" artikuliert. Vor- und rückwärts.
3. Übungsstufe: Alle sieben Töne in einer Ausatmung, jeder mit „nu" artikuliert. Die Töne werden noch immer in der Lunge geschaut. Dann Schauen im Zwerchfell dazu.

Übung für das Schauen im Zwerchfell
Die Töne g bis f liegen gegenläufig zu denen auf der Stimme.
1. Übungsstufe (1. Septime): Jeder Ton auf „nu", pro Ausatmung ein Ton. Schließlich ergab sich ein gleichzeitiges Schauen an Zwerchfell und Stimme, wodurch zwischen beiden Diagonalen entstehen, die allerdings bei h, c, d fast senkrecht sind. Als Reaktion erklingt freies helles Tönen mit Recken der Arme. Dann die 2. Septime mit abgesetzten Tönen. 2. Übungsstufe: je vier Töne werden gebunden. Es entstehen Töne, als ob ein Pfeil aufs Zwerchfell trifft. 3. Stufe: Alle sieben Töne hintereinander. Die 4. Stufe ergibt sich: Sieben Töne wie auf einer Rutschbahn, Gefühl von Rollen übers Zwerchfell mit Lippen-R. 5. Stufe: Ton g bis f im Schwung mit Gedanken bei der Zwerchfellschale, dann rückwärts auf „nuith". 6. Stufe: Verlängerung der Ausatemphase, Septime vorwärts-rückwärts-vorwärts mit etwas Verweilen auf den Ecktönen. Bei den Stufen 4 bis 7 fast nur Zwerchfell-Schau. 8. Stufe: 2. Septime.

Lange Bemühungen, den Schwung wirklich innerlich zu stützen, von Zwerchfell- und Kehlkopfmuskulatur.

Es ergibt sich eine Stärkung der Rückenmuskulatur. Mit der Zeit ist ein richtiges Gleiten der Töne auf Stimme und Zwerchfell möglich.

Übung „Verbindung von Septimentönen mit Vokalen"

Benutzt wird die Vokalfolge I –E –Ä –A – Ä – E – I, die Clara Schlaffhorst von Hey übernommen hat, I piano, A forte mit den Übergängen, die Artikulation bewegt sich mit. Die Vokale zuerst geflüstert, dann stimmhaft noch ohne die vorgegebenen Töne, nur piano-forte, das Wesentliche ist das Gleiten. Dann auf Septimen-Töne, beide Gedanken (Vokal und Tonsitz) müssen sich decken! Zuerst nur von g bis c (I-E-Ä-A̲). Dazu wurde ein Bild geschaut, entweder Crescendo-decrescendo-Zeichen oder Spirale, die Spirale aber im Gehirn! Dann vom f zum c und zurück. Schließlich von g und f aus zur Mitte, zum c mit dem Vokal A.

Die 2. Septime sollte immer erst dann angesetzt werden, wenn die dafür nötigen Spannungen durch das Üben von allein gewachsen sind.

Jetzt wurde statt der Stimme das Zwerchfell gedacht. Bei ihm liegt die Streckung und damit die Betonung auf I statt auf A! Die Stimmlänge bei A macht im Zwerchfell Spannung als Gegenhalt. Dann wurden Stimm- und Zwerchfellrhythmus im Wechsel geübt.

Übung Septime und Naturlaute

(Die Naturlaute wurden schon ausführlich besprochen, das Wissen um sie muss für diese Übung bekannt sein.)

Die Vokale I –A̲ – U mit Einatmung danach werden im Stimmrhythmus auf den Tönen g – h̲ – a und f – d̲ – e gesungen. Dann die ganze Septime auf folgenden Text:

„Hört, es tönt des Wächters Ruf V (Einatmung) hoch vom Turme übers Land" V … Die Septime wird vor- und rückwärts gesungen, später auf 1. und 2. Septime. Bei diesem und anderen Texten wurden die Naturlaute nur noch in den jeweils letzten Silben verwendet.

Es wurden dann zwölf Tonfolgen angeschlossen, die eine Verbindung von Naturlaut-Rhythmus, Septimenton-Rhythmus und Bewegungsrhythmus von Lunge und Zwerchfell vereinigten mit unglaublichen Auswirkungen auf alle Funktionen. Dies aber führt hier zu weit und würde auch überfordern, weil den wenigsten Lesern die verschiedenen Rhythmen geläufig sein dürften. Das aber ist Voraussetzung für diese Übungen.

Es ist sicher deutlich geworden, dass die Anwendung der „Septime" sehr starker Konzentration bedarf. Die Gedanken und Vorstellungen „zügeln" die Sangeslust, man kann nicht einfach drauflossingen, denn dann entfaltet sie nicht ihre Wirkungen. Daraus ergibt sich auch klar, dass sie nicht bei jedem und nicht zu jeder Zeit als Übung angebracht ist. Bietet man sie jemandem zu früh an, wenn Stimme und Atem sich erst frei entfalten möchten, dann wird sie als bedrängend, als stauend (u. a. für die Gefühle) erlebt. Ich glaube, dass dies der Grund ist, weshalb etliche Schlaffhorst-Schüler / innen nichts mit ihr anfangen konnten oder sie sogar ablehnten. Mögen alle unsere Lehrer und Schüler Neugier genug haben, sich mit ihr zu beschäftigen!

Die hier wiedergegebenen Übungen sind ein winziger Ausschnitt der Möglichkeiten, mit der „Septime" zu arbeiten. Und natürlich gibt es auch weniger konzentrative Anwendungen , die Gefühl und Temperament nicht so stark bremsen. Ganz ohne Mit-Denken geht es aber nie, wenn man gute Wirkungen erzielen möchte. Erinnern wir uns daran, dass etwas Neues, etwas Intensives besonders dann entspringt, wenn zwei Kräfte sich aneinander messen müssen. Dafür ist die „Septimen"-Arbeit ein eindrucksvolles Beispiel.

VIII. GRUNDSÄTZLICHES

Achtsamkeit, Präsenz – „Echtheit" – Lassen, Zulassen – Esoterisch? – Ausgleich der „Kräfte" – „Schlaffhorstisch" arbeiten – Einfühlen – Denken

Die bisher bearbeiteten Themen bilden zwar den Kern der Lehre von Clara Schlaffhorst und Hedwig Andersen, sie umfassen aber längst nicht alle Anwendungsmöglichkeiten und Spielarten, die sich im Laufe der vielen Jahrzehnte herauskristallisiert haben. Und doch meine ich, dass fast alle zumindest andeutungsweise diesen Kernthemen zugeordnet werden können. Gerade darin aber sehe ich eine Aufgabenstellung für diejenigen Menschen, die die Lehre verinnerlichen oder sogar weitergeben möchten. Erfolgt diese Zuordnung nicht, bleibt im Gehirn ein ziemlich diffuses Durcheinander von „tausend" Erscheinungsformen, das zumindest einem / einer Lehrenden nicht weiterhelfen kann.

Zu den „Grundelementen" der Lehre von Schlaffhorst / Andersen gehören aber nicht allein die diversen Übungsbereiche, sondern auch *grundsätzliche Erkenntnisse und innere Haltungen,* und von ihnen soll hier vorrangig die Rede sein, obwohl einiges Wesentliche darüber in den Übungen schon in Erscheinung getreten sein dürfte.

Achtsamkeit, Präsenz

Vom „Spüren" war schon die Rede, vom Sich-Einfühlen in innere Organfunktionen, in die „Natur im Menschen", wie Schlaffhorst / Andersen es formulierten. Dazu ist das *Aufschließen der Sinne* notwendig und dazu wiederum Ruhe und Gelassenheit, um sich „nach innen" wenden zu können. Aus den Übungen dieses Buches müsste deutlich hervorgegangen sein, wie stark auf die Sinne gesetzt wurde: Auf das Horchen, auf den Spürsinn, auf die Gefühle für die jeweils beteiligten Organe. Das Wachwerden des Sensoriums aber ist ohne *Bewusstsein* nicht denkbar. Ist der Mensch dann mit seinen Sinnen und seinem Bewusstsein „ganz da", so spricht man davon, dass er „präsent" oder „achtsam" ist, ganz gegenwärtig, ganz wach. Und das wird erwartet, wenn einer ein Künstler sein will, aber auch ein guter Pädagoge oder Therapeut, oder überhaupt ein Mitmensch, ein Partner. Was für Erwartungen in einer Zeit, in der alles dahin läuft, die Sinne zu betäuben, zu überrennen, die immer stärkerer Reize zu bedürfen glaubt, um „Leben" zu spüren!

Die Lehre von Schlaffhorst/Andersen ist ein Weg, um dem entgegenzuwirken. Und sie ist ein Weg *unseres* Kulturkreises! Die meisten Menschen, die „auf der Suche" sind, meinen, solche Wege nur in den Lehren fernöstlicher Kulturen finden zu können.

„Echtheit"

Wenn so einfühlsam auf die Gesetze und Notwendigkeiten der Organe und Muskeln eingegangen wird, sogar auf die, die vegetativer Steuerung unterliegen, dann ist es nicht möglich, dass ein Organismus oder eine Stimme „vergewaltigt" wird.

Schlaffhorst/Andersen jagten keinem „Klangideal" nach, wie das in vielen Gesangsschulen sonst der Fall ist. Sie suchten stattdessen in jedem Menschen *seine* ganz spezielle Anlage, *seine* Stimme, die nur er alleine erklingen lassen konnte. Es heißt, Clara Schlaffhorst habe an der Singstimme eines Menschen erkannt, wie er „gemeint" sei, und sie habe nicht geruht, bis über ihre Atem- und Stimmarbeit sein eigentliches Sein verwirklicht werden konnte. Aber sie hat niemanden zu Tonerzeugungen gebracht, die etwas vormachten, was er nicht war. So war ihr höchstes Ziel die *Echtheit* des Ausdrucks in Bewegung, Atmung und Stimme. Und wenn nur *ein* Ton ganz aus der Mitte eines Schülers aufstieg, wenn er ganz „sich" sang, dann war das für sie (und für den Schüler!) höchstes Glück. Alles Gemachte, Getue, Gedröhne waren ihr tief suspekt. „Wahr", „echt", „richtig", das waren die Bezeichnungen für Äußerungen, die sie erstrebte. Und natürlich Hedwig Andersen mit ihr.

Diese Suche nach Echtheit hatte auch ihre Schattenseite. Clara Schlaffhorst suchte den „Kern" in *jedem* Menschen, auch in denen, die keine „Sängerstimme" hatten, sie ließ also jeden Menschen singen, weil dadurch sein „Leben" gesteigert werden konnte, und sie tat nichts dazu, seine Stimme künstlich „groß" werden zu lassen. Das hat ihrem Ruf als Gesangslehrerin natürlich geschadet, und so bekamen sie und ihre Schule eher ein therapeutisches Image. Ihre Liebe aber galt eigentlich der Kunst, weshalb der „Frauenchor Schlaffhorst-Andersen" ihr „liebstes Kind" wurde.

Wenn beim Sprechen und Singen die Laute und die Töne wirklich von den Muskeln und Organen gebildet werden, die von Natur aus dafür geschaffen sind, und nicht nur vom damit meist überforderten Stimmmuskel allein, dann ist die „Echtheit" des Ausdrucks fast schon gewährleistet. Es ist immer wieder erstaunlich zu erleben, wie die adäquate Bildung der Sprachlaute, die den „Anschluss" an den Organismus zur Voraussetzung hat, die „echte" Ausdruckskraft schon in sich trägt. Für die Gestaltung eines Textes, eines Liedes ist damit mindestens die Hälfte getan. Meines Wissens gibt es kaum eine andere Lehre, die in der Sprech- und Gesangskunst so ausgeprägt auf der naturgesetzmäßig richtigen funktionellen Basis aufbaut und genau dadurch zu überzeugender, berührender Wirkung gelangen kann. Denn die Aussage entstammt einem „stimmenden" Organismus, die gestaltenden Kräfte treffen auf ein „gestimmtes Instrument" und müssen keine „künstlichen" Mittel benutzen. Die Hörer solcher Aussagen werden durch die „Echtheit" berührt werden.

Lassen, Zulassen

Am wichtigsten in der Lehre erscheint mir die Tatsache, dass Schlaffhorst / Andersen auch die Funktionen im Menschen angesprochen haben, die nicht „machbar" sind, weil sie vegetativer Steuerung unterliegen. Das ist auf diesem Gebiet ziemlich einmalig. Voraussetzung für das Erreichen und Üben auch der Funktionen, die nicht dem Willen (dem Großhirn) unterliegen, sind mehrere Fähigkeiten: das *Spüren* organischer Vorgänge, die unwillkürlich ablaufen, das *Zulassen* dieser Vorgänge und, Voraussetzung dafür wiederum, das teilweise *Lassen*-Können des eigenen Willens zugunsten eines anderen im Organismus.

In unserer Zeit der „Macher", der „Leistungsgesellschaft", die nach äußeren sichtbaren Erfolgen strebt, sind das Forderungen, die nur sehr schwer zu erlernen und zu verwirklichen sind, die aber gerade darum für jeden Einzelnen und für die Gesellschaft als Gegengewicht gegen den Zeitstrom als äußerst erstrebenswert angesehen werden müssen – und von vielen Menschen ersehnt werden.

Beispiel Einatmung: Sie ist „von Natur aus" vegetativ gesteuert, im Schlaf läuft die Atmung ziemlich ungestört ab. Am Tag aber und vor allem, wenn wir reden (oder singen) wollen, wird sie meist fraglos dem unterstellt, *was* und *wie* geredet wird. Das bedeutet oft willkürliches Ziehen oder „Schnappen" der Luft mit der Atemhilfsmuskulatur, oft verbunden mit Zuziehen (statt Öffnen) der Stimmlippen und Hochziehen (statt Senken) des Zwerchfells und des Kehlkopfes. Und es bedeutet noch mehr Belastung des Großhirns, das nun *alles* „machen" muss, also nervliche Überbelastung. Besser und organisch richtig wäre der Wechsel von Sprechen (Großhirn) und *Zulassen* der vegetativ gesteuerten Einatmung, was *Lassen* des Großhirn-Willens bedeutet und *sehr* erholsam ist, weil der „Kopf" dann immer wieder zur Ruhe kommen kann.

Um das zu üben, sind *Bilder* nötig, Bildvorstellungen, mit deren Hilfe die vegetativ gesteuerte Einatmung „gelockt" wird. Denn das Zwerchfell ist durchaus auch durch Denken beeinflussbar, nur willkürlich bewegen können wir es nicht.

Das Lassen und Zulassen durchzieht die gesamte Arbeit von Schlaffhorst / Andersen wie ein roter Faden, ganz gleich, ob es sich um Bewegung, um Atmen, um Stimmgebung handelt. Und da diese drei Funktionen wiederum das gesamte Leben durchziehen, ja fast ausmachen, ist ihre Schulung eine Art *Lebensschulung*, wie das von den beiden Frauen auch gesehen und benannt wurde. **Die Schule Schlaffhorst-Andersen arbeitet nicht nur an Atmung und Stimme, sondern kann *Lebensgesetze* vermitteln.**

Das Erlernen von Lassen und Zulassen führt zu „Gelassenheit". Und was könnte der stressgeplagte Mensch unserer Zeit dringender gebrauchen als das ?

(Der amerikanische Tennislehrer W. Timothy Gallwey beschreibt in seinem Buch „Tennis und Psyche. Das innere Spiel", erschienen im Wila Verlag München, wie viel gelassener und besser der Ball geschlagen wird, wenn der Spieler zwar die Zielvorgabe bringt, die Bewegung aber dem Arm, dem Organismus überlässt. Er stellt „10 Gebote" auf, wie man dies erlernen kann. Seine Hinweise sind für alle Arten von Bewegung anwendbar [also nicht nur für Tennisspielen !] und beweisen, dass das oben Gesagte nicht nur für die vegetativ gesteuerten Bewegungen gilt, sondern grundsätzlich. Darin ist er sich mit Schlaffhorst / Andersen durchaus einig !)

Auch in der Psychologie nimmt das Thema „Lassen" oder „Loslassen" einen breiten Raum ein. Das fängt an mit dem „Hergeben" von Dingen, die besitzenswert sind, es geht weiter mit dem Sich-Trennen von Entwicklungsstufen, um in neue hineinwachsen zu können. Eine besonders schwierige Aufgabe ist das Loslassen von Bezugspersonen, wenn Beziehungen sich erschöpft haben, das Loslassen erwachsen werdender Kinder und die „Abnabelung" der Kinder von den Eltern. Auch der Abschied von der eigenen Jugendlichkeit ist ein großes Thema, was „Zulassen" von

Alter, möglichen Behinderungen und Krankheiten einschließt. Und schließlich die größte Aufgabe, das „Lassen" des eigenen Lebens, das „Zulassen" des Sterbens. „Abschiedlich leben" heißen alle diese mit dem Lebenslauf verbundenen Aufgabenstellungen in der Psychologie.

Schlaffhorst / Andersen sahen in jeder Ausatmung ein „Vergehen", eine Vorahnung des letzten Atemzuges, und in jeder Einatmung ein neues „Werden", das uns geschenkt wird, das wir nicht versuchen sollten, uns zu „holen" – was wir aber mit jedem willkürlichen „Ziehen" der Luft nur zu oft tun. In der Lockerheit zwischen beiden Phasen Aus und Ein sahen sie das „Sein".

Wenn in der Lehre der beiden Frauen das Lassen und Zulassen eine so bedeutende Rolle spielte, wie oben beschrieben, dann erschließt das die Möglichkeit, diese allgemein als erstrebenswert angesehene Lebenshaltung und Lebensführung mit dem eigenen Organismus praktisch *üben* zu können. **Die philosophischen und psychologischen Forderungen bleiben nicht nur Idee, sondern sie lassen sich „verkörpern", sie werden real, organisch gelebtes Leben.**

Dies ist ein Kennzeichen der Lehre Schlaffhorst-Andersen, dass sie mit ihren Ideen niemals „den Boden unter den Füßen verliert", sondern immer *konkret* wird. Die beiden Frauen führten dieses Phänomen auf die Tatsache zurück, dass sie aus Handwerkerfamilien stammten, in denen Kopf und Hand stets verbunden bleiben. Das mag so sein oder auch nicht, aber ihre Arbeit und ihr Denken wurden immer „handfest", „handhabbar".

Esoterisch?

Immer wieder wurde von Menschen, die von dieser Lehre nur hörten, sie aber nicht selbst erfuhren, der Verdacht erhoben, sie wäre „irgendwas Esoterisches"; sie meinten damit die z. T. fragwürdigen Dinge, die heute so bezeichnet werden. „Esoterisch" heißt „nur für einen geheimen Kreis zugänglich", und das ist diese Lehre nun wirklich nicht, jedermann kann sie sich suchen. Etwas Konkreteres lässt sich nicht vorstellen als Ideen, die körperlich, organisch „erfahren", „erlebt" werden. Nur ist es für viele, vor allem auch für Schulmediziner ungewöhnlich, dass körperliches Üben geistig-seelische Hintergründe haben kann. Die so oft zitierte „Ganzheitlichkeit" wird zwar von vielen im Munde geführt, aber wo ist sie wirklich zu finden? Ich sehe gerade hierin den großen Unterschied zu den Berufsgruppen, die rein symptomorientiert arbeiten und mit denen diese Lehre nur die therapeutische Klientel gemeinsam hat.

Möge das auch in Zukunft so bleiben, d. h. mögen die kommenden Generationen von Atem-, Sprech- und Stimmlehrerinnen und -lehrern sich dieser Tiefendimension ihrer Arbeit stets bewusst bleiben. Und möge „Ganzheitlichkeit" auch nicht mit „Ganzkörperlichkeit" verwechselt werden.

Ausgleich der „Kräfte"

Es ist durch die vielen Übungsbeispiele sicher deutlich geworden, dass es in der Lehre Schlaffhorst-Andersen fast immer um „Kräfte" geht, die miteinander in Bezug gebracht und „ausgeglichen" werden sollen. Das bedeutet, dass hinter jeder Organtätigkeit eine „Kraft" steht. Und es ist ein allgemein gültiges Lebensgesetz, dass aus dem Kräftemessen *zweier* „Kräfte" mehr und „Kraftvolleres" entspringen kann als aus einer, die sich oft einseitig und dadurch schädigend auswirkt.

Ein Grundsatz von Schlaffhorst / Andersen war es, z. B. bei der Arbeit an der Stimme nicht sofort an ihr selbst zu beginnen, sondern zunächst alle „Kräfte" zu wecken, von denen sie gespeist wird. Das gilt in besonderem Maße für kranke Stimmen. Denn eine weitere Grundregel dieser Lehre heißt, dass möglichst nie an den *Schwächen* gearbeitet werden soll, sondern immer zuerst an den *Stärken*, bis die „erstarkten" Funktionen auf die Schwachstellen überzugreifen vermögen. Auch dies ist eine Arbeit an unterschiedlichen „Kräften".

Es wird immer wieder einmal der Vorwurf erhoben, Schlaffhorst / Andersen hätten mit ihrer Idee des „Ausgleichs der Kräfte" letztlich „weder Fisch noch Fleisch" erreicht, hätten also durch das Ausgleichen je zwei Seiten geschwächt statt gestärkt.

Ich meine, dass dieser Vorwurf allen Lebenserfahrungen widerspricht, und er widerspricht auch den Erfahrungen, die man in der Arbeit am eigenen Organismus dauernd machen kann. Wir brauchen keine „Einseitigkeit", sondern belebendes Miteinander und Aneinander-Wachsen – auch im organischen Bereich.

Ein natürliches Beispiel für diesen „Ausgleich", das uns täglich widerfährt, ist das *Gähnen*, eine spontane Tiefatmung. Das Gähnen gleicht aus zwischen „Kopfspannungen" und „atmender Natur", und es gibt dafür viele verschiedene Auslöser. Müdigkeit ist einer davon: Der Kopf „erlahmt", und Atemkraft kann sich durchsetzen. Dasselbe gilt für Langeweile – die uns meistens unterstellt wird, wenn wir tagsüber gähnen. Kommt man nach längerer Zeit aus geschlossenen Räumen an die frische Luft, genügt der Andrang von Sauerstoff, um die Atmung gegen Hirnaktivitäten „siegen" zu lassen. Nach hoher Konzentration ist es sehr erholsam, wenn durch Gähnen die Spannungen nachlassen, die „Natur in uns" wieder zu ihrem Recht kommt – denn bei Konzentration halten wir sie meist sehr flach. Überlegt man sich, dass das Gehirn das Organ in uns ist, das am meisten Sauerstoff verbraucht, so ist die reduzierte Atmung sehr töricht. Es lohnt sich also, gerade bei „Kopfarbeit" an die Erhaltung der vollen Atemkraft zu denken.

Man kann sich auch „vergähnen". Dagegen hilft ganz einfach eine kleine Denkaufgabe, und schon ist die „Tiefatemsucht" wieder ausgeglichen..

Auf diese Weise lässt sich bei fast jeder Übung an Atmung und Stimme das Aufeinander-Treffen zweier Kräfte erkennen. Der Leser erinnert sich sicher z. B. an das „Flüstern" im Kapitel „Stimme und Atemspannkraft", in dem der „Wettkampf" zwischen dem Großhirn, das den Ton an der Stimme auslöst und sie anspannt, und der Rückhalt gebenden Atemkraft besonders deutlich in Erscheinung tritt.

(Hierzu siehe auch im Anhang „Das Sprachquadrat".)

„Schlaffhorstisch" arbeiten

Ab und zu höre ich junge Kolleginnen und Kollegen klagen, sie hätten kaum mehr Gelegenheit, wirklich „schlaffhorstisch" zu arbeiten, und sie meinen damit, sie wären so oft gezwungen, andere als die von Schlaffhorst / Andersen gelehrten Übungen zu vermitteln, z. B. bei artikulatorischen Fehlbildungen etc., wo es um das Einüben bestimmter Bewegungsabläufe geht.

Ihnen ist nur immer wieder dasselbe ans Herz zu legen: Das, was Schlaffhorst / Andersen gelehrt haben, betrifft *alle* Lebensäußerungen, denn sie haben allgemein gültige Lebensgesetze erkannt. „Schlaffhorstisch" arbeiten heißt: sich halten an diese Lebensgesetze, z. B. den dreiteiligen „Lebensrhythmus"; die äußeren Bewegungen in Einklang bringen mit den Atembewegungen; sich einfühlen in die individuellen

Gegebenheiten jedes Menschen, mit dem gearbeitet wird; niemals „mechanisch" werden, d. h. Bewegungen einfach ablaufen lassen, ohne mit dem Bewusstsein und mit dem „Spürsinn" „dabei", also „präsent" zu sein.

Wenn man das an sich selbst und bei Patienten und Klienten schafft, wächst nicht nur die Qualität der Arbeit, sondern auch die Befriedigung an ihr, die zwar verlangt, dass immer wieder dieselben Übungen gemacht werden müssen, die aber individuell angepasst immer wieder anders erlebt werden und sich anders „anfühlen".

Einfühlen

Die in dieser Lehre ausgebildeten Atem-, Sprech- und Stimmlehrerinnen und -lehrer haben gelernt, die Funktionsabläufe im eigenen Organismus zu „fühlen", zu „erspüren". Neben dem Erlernen des notwendigen Wissens ist das ihre Grundlage für die Arbeit mit den ihnen anvertrauten Menschen, ganz gleich, ob auf therapeutischem, prophylaktischem, pädagogischem oder künstlerischem Gebiet. Dabei wurde immer großer Wert auf die Erziehung des Ohres gelegt, es muss das „physiologische Hören" erlernt werden, das nicht nur die gängigen akustischen Elemente wie laut-leise, hochtief, angenehm oder schön und unangenehm unterscheidet, sondern heraushört, was in den beteiligten Organfunktionen geschieht.

Als mindestens ebenso wichtig ist aber immer empfunden worden, dass man sich in den Menschen, mit dem man arbeitet, „einfühlt". Jeder von uns kennt das Phänomen, dass man die Bewegungen der Stimme, des Kehlkopfes, der Atemmuskeln, der Lunge beim Zuhören so miterlebt, als übte man selber. So kann es auch reiner Selbsterhaltungstrieb sein, fehlerhafte Tonerzeugungen beim Patienten zu korrigieren, damit man selber „leben" kann. Es schien oft an Wunder zu grenzen, wenn man z. B. von jemandem, der hinter einem steht, genau spürt, dass er in den Schultern oder sonst wo verspannt ist oder die Atmung stark drosselt.
    Aber es ist kein „Wunder". Denn:

Die neuere Forschung hat die „Spiegel-Neuronen" entdeckt, eine Sensation für die Neurologie und, wie ich meine, eine Sensation auch für die Lehre Schlaffhorst-Andersen. Denn endlich gibt es die Erklärung für das, was immer erfahren wurde. Grundlage für die neue Forschung war die Entdeckung, dass ein Mensch, der die

Bewegungen, die Tätigkeit eines anderen beobachtet, in seinem Kopf exakt dieselben Hirnaktivitäten aufweist wie der Handelnde selbst. Bei der daraufhin eingeleiteten Suche fand man das, was heute „*Spiegel-Neuronen*" oder auch „*Einfühlungszellen*" genannt wird, bestimmte Neuronen, die in unterschiedlich großer Zahl in allen Hirnrealen vorkommen. Mangelndes Mitempfinden wäre also ein Mangel an solchen Neuronen. Bleibt die Frage, ob sie stimulierbar, „übbar" sind. Die Erfahrungen in unserer Arbeit sprechen dafür.

Und wir haben eine Erklärung dafür, dass wir im Unterricht am leichtesten lernen, wenn wir Vorgemachtes nachahmen können: Das Gehirn hat beim Vormachen des Lehrers die Funktionen bereits mitgemacht!

Bleibt noch eine weitere Frage: Könnte es sein, dass die Vorstellungen und Bilder, die wir wie eine Art Autosuggestion beim Üben benutzen, ihre Wirkung auch über die „Spiegel-Neuronen" entfalten? Dann wäre es von äußerster Wichtigkeit, sich anatomisch-physiologisch die *richtigen* Vorstellungen zu machen, denn sie würden unseren Organismus regelrecht „bauen". Und genau dies ist auch die Erfahrung, die vielfach gemacht wurde.

(Siehe Gespräch zwischen dem „Spiegel" und dem amerikanischen Neurologen Vilayanur Ramachandran: „Zellen zum Gedankenlesen", „Der Spiegel" 10/2006.)

Denken

Ein etwas zwiespältiges Kapitel in der Lehre Schlaffhorst-Andersen ist das Denken. Es ist die Großhirnentwicklung, die den Menschen ausmacht, die ihn aber auch aus der „Natur in ihm" herausfallen lässt – wir haben davon gesprochen. Das Großhirn mit seinen Ansprüchen überrennt nur zu oft die Notwendigkeiten des Organismus, „der Atem stockt". Das war der Grund, weshalb „verkopftes" Denken und Fragen nicht allzu beliebt waren, man wurde oft vertröstet mit dem Hinweis, man solle doch lieber erst mal „erleben", was da in einem geschieht, und nicht gleich alles zerreden.

Auf der anderen Seite wurde für alles Üben eine hohe Konzentration gefordert: Zum Einfühlen in die beteiligten Organe, für Bilder und Vorstellungen – und das ist ja hohe Hirnaktivität. Das scheint sich also zu widersprechen, doch ist es andererseits auch logisch. Der „Kopfeinsatz" beim Üben ist verbunden mit den Atem-

und Stimmfunktionen und kann daher nur selten „einseitig" werden, während das Fragen außerhalb der Übungssituation sehr oft dieser Einseitigkeit unterliegt.

Das Ziel von Schlaffhorst/Andersen war – es wurde schon davon gesprochen –, „im Tiefgriff" denken zu lernen, d. h. das denkende Vorder- oder Großhirn in Verbindung zu lassen oder zu bringen mit den vegetativen Zentren in den hinteren Hirnarealen – was beim Üben viel eher möglich ist.

Ich meine, dass gar nicht früh genug gedankliche Klarheit über das innere Geschehen gelehrt werden kann, besonders bei Menschen, die die Lehre zu ihrem Beruf machen wollen. Sonst bleibt alles diffus und verstärkt das Image der Lehre als etwas „Nebulösem", „Esoterischem". Und es muss auch der „Kraft" Rechnung getragen werden, die die Menschen fragen lässt. Nur eben: Es muss gelehrt werden, *wie* gedacht und gefragt werden soll, nämlich „im Tiefgriff", nicht abgekoppelt vom organischen Leben. Und das ist lernbar! So ist es notwendig, dass in solcher Ausbildung alles Gelehrte „lebendig" wird, dass Begriffe nicht zu Worthülsen verkommen, sondern leiblich „erfahren", mit Leben erfüllt werden. Das ist im Bereich der praktischen Lehre natürlich einfacher als in den theoretischen Fächern. Aber auch sie müssen so nah wie möglich an die praktischen Erfahrungen herangeführt werden.
Das sind schwierige, hohe Forderungen, aber sie sind sicher nicht unlösbar.

SCHLUSSGEDANKEN

Aus allem Gesagten mag deutlich werden, in welchem Ausmaß die Lehre der „Schule Schlaffhorst-Andersen" umfassend ist. Das meint, dass sie praktisch alle Lebensbereiche einschließt und so in fast jeder Lebenslage anwendbar ist. Die in dieser Lehre ausgebildeten Menschen haben nicht nur einen Beruf erlernt, sie sind durch eine „Lebensschule" gegangen. Und Patienten und Klienten, die wegen einer Störung im Bereich von Atmung und Stimme oder einfach aus Interesse den Unterricht suchten, erhielten unerwartet Hinweise für ihre Lebensführung.

Dennoch sind zu keiner Zeit „bessere Menschen" aus dieser Lehre hervorgegangen. Sie blieben – zum Glück – Suchende auf einem langen Weg, der in diesem Leben nicht enden kann. Aber sie haben eben einen *Weg* gewiesen bekommen, sie wissen, wo und wie sie suchen müssen. Und wo immer sie nach zusätzlichen Hilfen und Anregungen Ausschau hielten, sie mussten erkennen, dass sie vielleicht andere Techniken oder andere Ansätze finden konnten, aber dass die Grundprinzipien, die Lebensgesetze in dieser ihrer ursprünglichen Lehre vorhanden sind.

Mit dem Erfahren der Lebensgesetze am eigenen Organismus aber wird das individuelle in ein kollektives Bewusstsein erweitert – eine Forderung, die allen Entwicklungswegen zugrunde liegt.

Wenn diese Lebensgesetze nicht in Vergessenheit geraten, dann wird auch die Lehre von Clara Schlaffhorst und Hedwig Andersen Bestand haben.

126

ANHANG

Hier werden zwei Arbeiten wiedergegeben, die bereits in früheren Jahren entstanden sind, nämlich das oft erwähnte „Sprachquadrat" – eigentlich besser mit „Vokalquadrat" oder „Kräftequadrat" zu bezeichnen – aus den Jahren 1986 und 1995 und „Die deutschen Sprachlaute" aus dem Jahr 1995.

Beide Arbeiten können als eine Art Zusammenfassung der Ausführungen dieses Buches angesehen werden. Sie werden hier unverändert übernommen.

DAS SPRACHQUADRAT

1. Seine Hintergründe

Das Sprachquadrat ist das in ein Schema gebrachte Bild der Entwicklung des Menschen, wie Clara Schlaffhorst sie sich über die Arbeit an der Stimme vorgestellt hat.

Schon sehr früh war sie gewahr geworden, dass bei ihrer Forschungsarbeit an Atem und Stimme nicht nur Körperfunktionen beeinflusst wurden, sondern „dass wir uns plötzlich im Mittelpunkt der ganzen menschlichen Wesenheit befanden". Atem- und Stimmfunktionen bilden eine Nahtstelle zwischen unbewusst-vegetativem Geschehen und bewusster Einflussnahme, sie sind ein zentraler Ansatzpunkt für die Beeinflussung und Harmonisierung aller Kräfte im Menschen.

So wurde die Stimme in ihrer Arbeit immer weniger Ziel, sondern zunehmend <u>Mittel</u> für die Erziehung des Menschen. Es entstand eine neue Pädagogik, die nicht nur den „Menschen im Menschen", d. h. seine geistigen und psychischen Kräfte betraf, wie es die Pädagogen bis dahin gelehrt hatten, sondern sie bildete darüber hinaus die „Natur im Menschen", die Kräfte seines atmenden Organismus. Oft wurde von ihr der Goethe'sche Gedanke formuliert, dass das Tier durch seine Organe belehrt würde, dass der Mensch aber berufen wäre, auch seine Organe zu belehren.

Diese Zusammenhänge werden jedem erfahrbar, der im Schlaffhorstischen Sinne mit seinem Atem und seiner Stimme umzugehen lernt. Er wird erleben, dass seine Stimme nicht nur Gedanken hörbar macht, sondern ebenso seine Vitalität (z. B. im Schrei) und seine atmende, „beseelte" Natur, und dass die Stimmentwicklung diese Kräfte aufschließen und in den menschlichen Reifungsprozess mit einbeziehen kann – ein wahrhaft ganzheitlicher Erziehungsweg! Für ihn wird das im Folgenden Gesagte nachvollziehbar sein. Schwieriger ist das für den Leser, der die Erfahrungen nicht hat. Es bleibt ihm nichts, als einfach zu glauben, dass diese Beziehung zwischen Stimmarbeit und menschlicher Entwicklung und Reifung besteht – und vielleicht angeregt werden, sich ebenfalls „auf den Weg" zu machen!

Das Sprachquadrat soll mit den Begriffen eingeführt werden, die Clara Schlaffhorst selber benutzte. Das macht uns Heutigen einige Schwierigkeiten, weil sie teilweise aus der Mode gekommen sind oder andere Bedeutungen angenommen haben. Der Leser bedenke, dass jedes Handwerk seine Fachwörter hat, die gelernt werden müssen. Es wird versucht werden, sie verständlich zu machen und in ihren parallelen Bedeutungen abzugrenzen. Am weitesten kommt man, wenn man einfach offen zu sein versucht für die kommenden Darlegungen, wenn man versucht, sich in das Gesagte einzufühlen.

Um das Bild des Sprachquadrates zu verstehen, ist noch ein Gedankengang vorab notwendig. Eine der wichtigen, sehr frühen Erkenntnisse von Clara Schlaffhorst war es, dass alles organische Geschehen rhythmisch abläuft, d. h. dass mindestens drei unterschiedliche Prinzipien in stetem Wechsel die Bewegung der Lebensvorgänge bestimmen. Das Leben bietet nicht nur die Gegensatzpaare wie hell-dunkel, kurz-lang, laut-leise etc., sondern überall existiert ein Drittes, eine Zwischenphase, die den dreiteiligen Rhythmus ausmacht: Zusammenziehung – Streckung – lockerer Schwebezustand z. B. der Muskulatur. Diese Dreiteiligkeit machte sie durch verschiedene Symbole sichtbar, so durch das Dreieck, das die drei Phasen gleichwertig darstellt, aber auch durch den kleinen deutschen Buchstaben i:

Er hat einen leichten Aufstrich = Anspannung, einen gewichtigeren Abstrich = Abspannung und unten wieder einen leichten Aufstrich = Lockerheit. Der Punkt kommt als lustiges „i-Tüpfelchen" noch dazu. (Bei Hedwig Andersen lernte man so schreibend atmen oder atmend schreiben!)

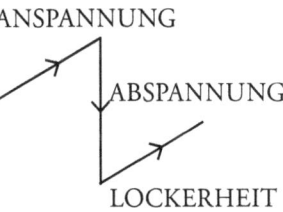

Mit diesem i symbolisierte Clara Schlaffhorst, wenn sie an der Tafel stehend ihr Sprachquadrat vermitteln wollte, oben in der rechten Ecke des zukünftigen Quadrates den „individuellen" Menschen mit der Dreiheit seiner Großhirnfunktionen, dem Denken, Wollen und Fühlen des Menschen, und sie schrieb daneben: Individualität. Nun fehlte noch der i-Punkt. Der aber, so sagte sie, sitzt bei euch keineswegs oben, da oben ist

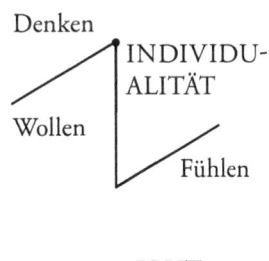

meist nur ein wirres Gekrängel von Gedanken und Gefühlen. Euer i-Punkt sitzt hier unten (rechts unten im Quadrat), und sie bezeichnete diesen Punkt mit „Blut" (Vitalität, Triebkraft).

Hier nun setzt die Arbeit an der Stimme ein: Sie zeichnete die Stimmlinie als waagerechte Linie zwischen „Kopf" und „Blut" und sagte, dass es Aufgabe der Stimmerziehung wäre, die vitalen Kräfte des Menschen, wie sie im unmittelbaren Schrei am deutlichsten zum Ausdruck kommen, mit den Kopfkräften des Menschen in Verbindung zu bringen Wer sich die „Verkopftheit" unserer Zeit vor Augen hält und sich die häufig klanglosen, schwachen Stimmen der Menschen in Erinnerung ruft, kann vermutlich nachvollziehen, was hier gemeint ist: Der Mensch soll in seiner Stimme und damit in seinem Leben trotz aller Leistungsanforderungen mit seinen vitalen Kräften in Verbindung bleiben. Wenn dies gelingt, so lässt sich das „i-Bein" von oben bis zum „Blut"-Punkt verlängern. Im Schnitt dieses senkrechten i mit der waagerechten Stimmlinie entsteht ein neuer Punkt: Dieser Mensch hat zu seinem „Selbst" gefunden, er ist aus dem isolierten Ich-Bewusstsein zu einem gesunden Selbst-Bewusstsein und damit zur Selbstständigkeit im Leben gelangt.

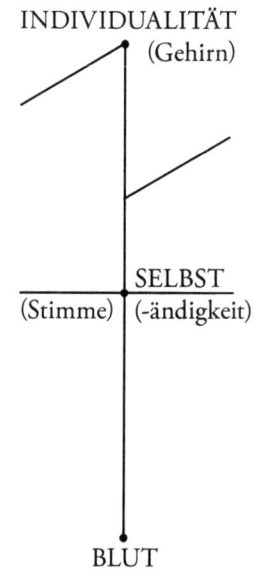

INDIVIDUALITÄT
(Gehirn)

SELBST
(Stimme) | (-ändigkeit)

BLUT

Hier droht die erste Verwechslungsmöglichkeit. In der von C. G. Jung begründeten Psychologie wird mit „Selbst" das Ziel aller menschlichen Entwicklung bezeichnet. Das ist hier bei Schlaffhorst keineswegs so zu sehen. Für sie steckte hinter dem Wort Selbst eher „Selbstständigkeit".

Sie erlebte oft, dass die Menschen, die diesen Stand erreicht hatten, sich im Vollbesitz ihrer eigenen Kräfte wähnten. Sie glaubten, jetzt alles selber machen und schaffen zu können, und gingen von ihr weg, um erst dann wiederzukommen, wenn sie mit diesen Kräften an ihre Grenzen gestoßen waren. Denn es fehlt noch die „andere Hälfte", es fehlt die Seite im Menschen, die auf- und anzunehmen bereit ist, die sich zurückzunehmen in der Lage ist.

Diesen anderen Menschtyp zeichnete Clara Schlaffhorst auf die linke Seite des Quadrates. Wieder begann sie mit dem i als dem Symbol der Dreiheit, diesmal aber nicht die der Gehirnfunktionen, sondern die der „Natur in uns": Links unten stand nun das „Denken, Wollen und Fühlen der Natur".

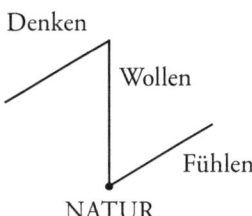

Das muss erläutert werden.
Unter „Natur in uns" verstehen wir normalerweise die Funktionen unseres gesamten Organismus. Im Laufe der Jahre verwendete Clara Schlaffhorst diesen Begriff aber immer ausschließlicher für das Atemgeschehen. Ein Mensch mit spannkräftiger Atemmuskulatur hatte eine gute „Naturkraft". Und sie gestand dieser „Naturkraft" ein eigenes „Denken, Wollen und Fühlen" (in übertragenem Sinne) zu, eben jenen naturgemäßen rhythmischen Ablauf, der den <u>vegetativen</u> Bedürfnissen des Organismus folgt, nicht dem menschlichen Willen.

Den i-Punkt dieser „Natur" setzte sie in die obere linke Ecke des zukünftigen Quadrates, und sie nannte ihn „Gott" oder auch „Odem". Durch Stimmarbeit – wieder als waagerechte Linie dargestellt – entstand im Schnittpunkt der Mensch, der bestimmt ist von Kräften, die sie mit „Es" bezeichnete.

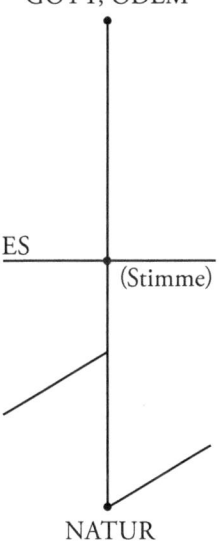

Wieder ist eine Erklärung nötig.
Die „atmende Natur", deren Aufgabe darin besteht, den gasförmigen Stoffwechsel des Menschen zu gewährleisten, wird hier zum aufnehmenden Organ für transzendente Einflüsse, von Kräften, die über Irdisch-Stoffliches hinausgehen. Am nächsten kommen wir diesen Vorstellungen, wenn wir das biblische Wort bedenken, in dem der Schöpfer-Gott dem eben geformten „Erdenkloß" seinen „Odem" in die Nase blies, auf dass der Mensch eine „lebendige Seele" würde.

Der Mensch, der hier mit „Es" bezeichnet wird, ist also vorrangig bestimmt von seiner atmenden „Naturkraft", die Schlaffhorst oft mit Lebenskraft gleichsetzte, und er ist offen für Kräfte, die von höheren Mächten in ihn einfließen: Er kann geschehen lassen, er muss nicht immer sich durchsetzen, er ist bereit, die Grenzen seiner eigenen Möglichkeiten anzuerkennen und sich führen zu lassen: „Es geschehe".

Wenn wir jetzt beide Seiten des Quadrates einander gegenüberstellen, dann sehen wir, dass wir es mit einem scheinbar unvereinbaren Gegensatzpaar zu tun haben. Und doch fehlt beiden Seiten Entscheidendes. So liegt es auf der Hand, dass die Entwicklung weitergehen muss.

Wieder ist es die Arbeit an der Stimme, die es ermöglicht, gegensätzliche Kräfte im Menschen aufzuschließen und miteinander in Verbindung zu bringen. Die „Stimmlinie" wird von links nach rechts durchgezogen, und beide Diagonalen werden in das Quadrat eingefügt, d. h. das Denken, Wollen und Fühlen des Menschen (oben rechts) wird in Einklang gebracht mit den Erfordernissen der atmenden Naturkräfte (unten links), und „das Blut muss dazu erzogen werden, göttlichen Odem aufzunehmen" (Diagonale rechts unten nach links oben).

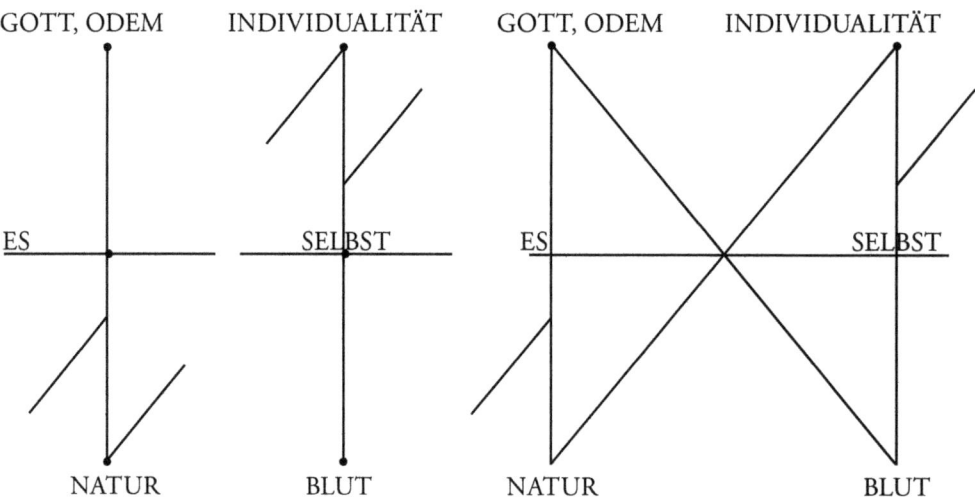

Was heißt das? Am ehesten nachvollziehbar ist sicher die Verbindung „individuelles Ich" oder Gehirn zur „Natur". Jedem, der sich mit seiner Atmung befasst hat, ist geläufig, wie schwer wir uns tun, die unwillkürlich ablaufenden Atemimpulse nicht durch unser beobachtendes Bewusstsein zu stören, dass der Atem ins Stocken gerät, wenn unser Denken dominiert. Andererseits muss es Ziel der Schulung des Atems sein, ihn so zu kräftigen, dass er den Erfordernissen unseres Wollens gerecht werden kann. Beim Sprechen und Singen z. B. muss der Atemimpuls „sprungbereit" sein, wenn Sinn des Satzes oder Liedphrase es nötig machen. Hingegen muss unser Denken lernen, dem natürlichen Atemimpuls Raum zu lassen, sodass, bei gegenseitiger „Rücksichtnahme", ein ideales Miteinander resultiert, das beide Teile kräftigt und wachsen lässt – denn ohne Atemkraft ist Sprechen und Singen nicht möglich, und ohne gestaltendes Denken von Sprache und Musik bleibt der Atem im Vegetativen stecken, wird nicht „kunstvoll" gestaltet und erhöht. (Diese Aufgabenstellung hat nur der Mensch mit seiner geistigen Veranlagung. Kein Tier wird durch Denkanforderungen in seinem Atem gestört!)

Sehr viel schwieriger nachzuvollziehen ist der Gedanke, dass das „Blut" „Odem aufnehmen" soll. Hier muss an das intuitive Erfassen des Lesers appelliert werden. Was bedeutete für Clara Schlaffhorst „Blut"? Triebkräfte waren für sie die Kräfte der Selbst- und Arterhaltung, die wir mit dem Tierreich gemeinsam haben, die Urkräfte „Hunger" und „Liebe", die den Fortbestand der Kreaturen sichern. Diese Anlagen sind bei den Menschen verschieden stark. Bei intensiver Ausprägung ist es sehr schwer, andere Kräfte auf sich einwirken zu lassen, sich zurückzunehmen und „eindrucksfähig" zu werden, erst recht, wenn es um „transzendente Einflüsse" geht. Wenn „das Blut göttlichen Odem aufnehmen soll", so ist das ein Bild, eine Art Formel für diese Fähigkeit, die über Stimmerziehung möglich werden kann. In dieser Formel klingt an, dass die normale Fähigkeit des Blutes, Sauerstoff aufzunehmen, erweitert werden kann in die Aufnahme von „Pneuma". Aus dem Atem wird dann „Odem" mit seiner „beseelenden" Kraft.

Um den Schnittpunkt der Linien in der Mitte des Quadrates zeichnete Clara Schlaffhorst stets ein Herz als Zeichen für „die mit dem Herzen verbundene Liebeskraft", die für sie nur aus der „Gotteskindschaft" erwachsen konnte. Sie nannte diesen Punkt „Ich" oder „Mitte der Persönlichkeit", und sie unterschied dieses „große Ich" in der Mitte deutlich von dem individuellen „kleinen Ich" in der oberen rechten Ecke.

Das große „Ich", der Mensch mit „Herzkraft", der alle seine Kräfte lebt und „in Kindschaft" höhere Einflüsse in sich wirksam werden lässt, das war für Clara Schlaffhorst die vollkommen entfaltete, erstrebenswerte Persönlichkeit, das Ziel ihrer Arbeit.

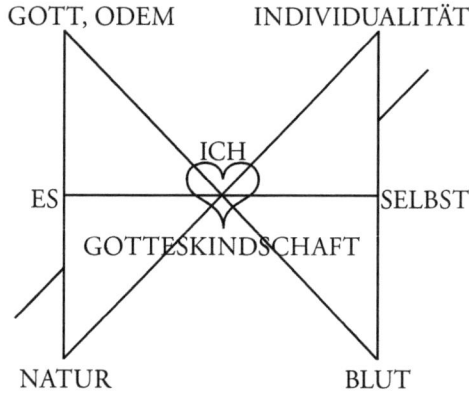

Wenn man dieses Schema für menschliche Entwicklung, wie Schlaffhorst es hervorbrachte, mit anderen Schemata vergleicht, wie man sie vor allem in den verschiedenen tiefenpsychologischen Richtungen findet, so fällt bei ihr die viel größere Differenziertheit auf. Die Einbeziehung der Transzendenz kommt in den klassischen psychotherapeutischen Schulen überhaupt nicht vor (erst Frankl hat sie mit berücksichtigt). Der Mensch ist aber auf Religiosität angelegt, auch wenn dies heute oft in extremen Auswüchsen in Erscheinung tritt, vermutlich als Gegenbewegung gegen das materialistische Denken. Deshalb erscheint mir der von Schlaffhorst einbezogene Punkt „Gott, Odem" in das Bild vom Menschen für unsere Zeit so besonders bedeutsam.

Vermutlich ist jetzt deutlicher geworden, was am Anfang dieser Ausführungen gesagt wurde, nämlich dass die Arbeit der Clara Schlaffhorst nicht nur darin bestand, den Atemrhythmus wiederherzustellen und Stimmen klangvoller oder strapazierfähiger zu machen, sondern dass diese Arbeit „Mittel" war zu dem Ziele, den Menschen in seinen jeweiligen Möglichkeiten und Notwendigkeiten zu entfalten und zu gestalten, ihm zu dem zu verhelfen, wie er gemeint war. Atem und Stimme wurden dann adäquater Ausdruck einer Persönlichkeit, die die polaren Kräfte in sich selbst zu vereinen imstande war.

Der Weg dahin war und ist bei jedem Schüler anders. Jeder hat andere Stärken und Schwächen, zu jedem Zeitpunkt bestehen andere Notwendigkeiten. Auch ist das Erreichte niemals Besitz, sondern muss in stets neuen Prozessen wieder erworben werden, da alles Lebendige dem Wandel unterworfen ist. Es ist die Kunst des Arbeitens am Menschen, den jeweils nötigen nächsten Schritt zu erkennen und geduldig zu gehen, immer das erstrebenswerte Gesamtbild als Ziel vor Augen. Darin war Clara Schlaffhorst wohl Meisterin!

Zurück zum Sprachquadrat, das Bild ist noch nicht vollständig. Sie fügte in das Quadrat noch einen anderen Gedankengang ein. Sie erlebte, dass ihre Arbeit im Wesentlichen von drei Gruppen von Menschen gesucht wurde, nämlich von Künstlern, von Kindern und von Kranken mit den verschiedensten Störungen. Diese drei Arbeitsgebiete machen auch heute das Betätigungsfeld der Atem-, Sprech- und Stimmlehrer der Schule Schlaffhorst-Andersen

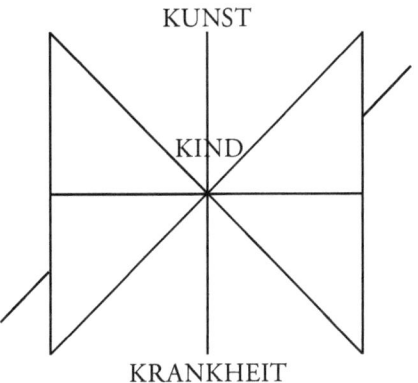

aus, wobei man unter Arbeit mit Kindern pädagogische Arbeit in weiterem Sinne verstehen kann.

Die drei Begriffe zeichnete Schlaffhorst auf die senkrechte Mittelachse des Quadrates: „Kunst" oben in der Mitte, „Kind" war im Zentrum im Wort „Gotteskindschaft" schon gegeben, und „Krankheit" kam in die Mitte der unteren Waagerechten. Jetzt mussten nur noch die restlichen Punkte mit Linien verbunden werden, das waren die Waagerechten oben und unten, und das Quadrat stand fertig da.

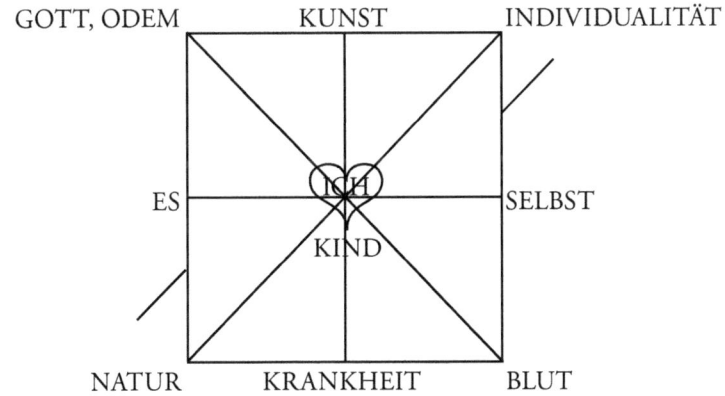

Damit das <u>Sprach</u>quadrat daraus würde, entnahm Clara Schlaffhorst den vorhandenen Begriffen die Vokale: Aus „Ich" oder „Kind" in der Mitte das I, aus „Es" und „Selbst" rechts und links jeweils das E, sodass dieser Vokal zweimal erscheint, aus „Gott" und „Odem" oben links das O und aus „Kunst" das U. Zum Erstaunen aller Beteiligten hielt sie es für logisch, dass die „Individualität" rechts oben das A hergeben müsse … Die drei Vokale der unteren Reihe sind Ergebnis der jeweils beiden oberen: Links unten wird aus O und E das Ö, in der Mitte aus U und I das Ü, und rechts unten entsteht aus A und E das Ä. Fertig ist das Sprachquadrat!

Was sich damit alles anfangen lässt, das wird im Thema „Handhabung" erläutert.

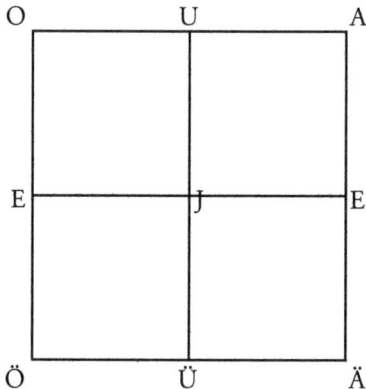

2. Möglichkeiten und Sinn der Handhabung

Beim praktischen Umgang mit dem Sprachquadrat darf man seine bedeutungsschweren Hintergründe getrost außer Acht lassen. Am Beginn des Arbeitens, zum Kennenlernen, zeichnet man sich das Quadrat mit den Vokalen auf einen großen Zeichenblock, ein Stück Packpapier oder einen Tapetenrest und legt es vor sich auf den Tisch. Nun spricht man die Vokale in beliebiger Reihenfolge aus und zeigt dazu jeweils auf die Punkte, die diese Vokale darstellen. Man kann mit einer Hand zeigen, abfedernd von einem zum andern hüpfend. Man kann beide Hände im Wechsel benutzen. Man kann mit der ganzen Faust aufschlagen oder mit nur einem Finger kurz antippen. Welche Art der Bewegung einem am liebsten ist, das wird man schnell von selber merken.

Der sich hoch erhebende Arm auf dem Weg von einem Punkt zum anderen verhilft dabei spontan zu einem stets erneuten Einatmungsimpuls, der sicher durch die Nase geht, wenn der Mund nach jedem Laut geschlossen wird. Schließlich kann man die Punkte auch linear auf dem geraden Weg miteinander verbinden, mit der Hand oder mit einem Stift: Jeder neu gesprochene Vokal gibt den Impuls zu einer neuen Bewegung, auch quer durch das Quadrat hindurch.

Sehr bald wird es einem langweilig werden, nur einzelne Vokale zu sagen. Man verbindet sie dann mit einem Konsonanten (ka, kö, ki …) oder sucht sich Wörter, die die verschiedenen Vokale in sich tragen: Dunst, Kies, Ball, Gel, Holz, Lärm, wüst z. B. Welches der beiden E man benutzt, ist hier noch gleich. Wieder kann man die Punkte zeigen oder zeichnend verbinden.

Schließlich wird einem auch das Wörtersuchen zu dumm, und man wählt sich einen Satz aus oder spricht einen vorgegebenen Text, z. B.: So geh nur hin. Hol die Uhr! Hörst du den Krach? Blick keck zurück! Weck mich bitte um sechs! Genieße doch die Ruhe! Verlasse die Ruine! …

Mit jeder Silbe, die wir sprechen, zeigen oder zeichnen wir zu dem Vokal, der in dieser Silbe vorkommt. Wir differenzieren jetzt aber schon ein wenig und zeigen die Vokale so, wie sie lauten, also nicht immer, wie sie geschrieben werden. So werden die Worte „weck", „sechs" nicht als E, sondern als offenes E = Ä gezeigt. Und wir einigen uns darauf, das leichte Vor- oder Endsilben-E (genieße, Ruhe, Ruine) immer auf der rechten Seite zu zeigen und das linke E für das geschlossene Hauptsilben-E zu reservieren (geh, See, den). Bei den Nebensilben, bei denen dem E noch ein Konsonant folgt (z. B. verlasse), zeigen wir aus stimmbildnerischen Gründen (Leibanschluss über die Speiseröhre!) nicht E, sondern Ä.

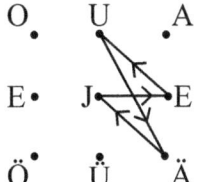

Weck mich bitte um sechs!

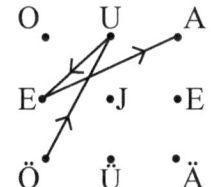

Hörst du den Krach?

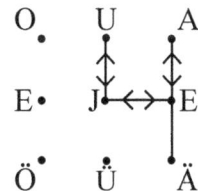

Verlasse die Ruine!

Ein besonderes Kapitel sind die Doppellaute. Clara Schlaffhorst ließ auch sie lieber als Unterstützung der Stimmfunktionen zeigen, nicht nach den Regeln der deutschen Hochsprache.

So zeigt man für EI oder AI (Eis, Mai) fließend nacheinander die Punkte A und Ä (Speiseröhre!), für EU und ÄU das (offene) O mit anschließendem leichten Ü und nur das AU so, wie es geschrieben wird. Für EU / ÄU gibt es noch eine Sonderregel: Schließt sich an das EU / ÄU ein E an (Feuer), so spricht und zeigt man nicht O–Ü–Ä, sondern gleitet vom O gleich in das Ä.

Die Regeln noch einmal im Zusammenhang:
AU = A – U
EI, AI = A – Ä
EU, ÄU = O – Ü, Ausnahme anschließendes E = O – Ä
Nebensilben-E rechts zeigen
Nebensilben-E, dem ein Konsonant folgt, wird Ä.

Beispiele:

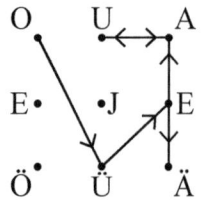

Heute taut das Eis.
Hoüte taut das Aäs.

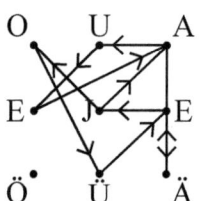

Die Eule sitzt
auf der Eiche.
Die Oüle sitzt
auf der Aäche.

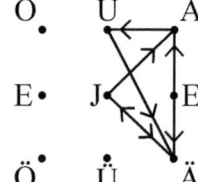

Die Menschen
laufen im Kreis.
Die Mänschän
laufän im Kraäs.

Achtung. Kinder, die in der Orthographie noch nicht sicher sind, zeigen die Vokale nach dem Schriftbild!

Am besten probiert das jeder aus, bevor er weiterliest. Einige werden sehr unzufrieden sein mit der Tatsache, dass jede Silbe, auch die unbetonte, das gleiche Gewicht bekommt. Andere mögen dieses Setzen von „Quadersteinen" im Sprechen als lustvoll erleben. Das sind Stufen, die später berücksichtigt werden.

Wenn man diese Sätze oder auch andere Texte oft genug gesprochen hat, wird sich das Bedürfnis einstellen, flüssiger zu sprechen, Haupt- und Nebensilben durch betontes und unbetontes Sprechen zu unterscheiden. Das ist der Zeitpunkt, an dem man nur noch die betonten Silben zeigt, während man den Text dynamisch spricht Die Eule sitzt auf der Eiche. Verlasse die Ruine!

Alle Nebensilben-Es verschwinden aus dem Bild. Wie leicht und flüssig das schon geht, hängt davon ab, wie weit die Sätze im Kopf sind, wie rasch die Vokale der einzelnen Silben bewusst werden und wie gut man sich schon im Quadrat auskennt. Es gibt viel zu denken!

Das Bild des Sprachquadrates kann sich verkleinern, wenn die Sprech- und Denkgeschwindigkeit zunimmt, es kann so klein werden, wie es hier dargestellt ist. Mit kleiner werdender äußerer Bewegung wird die Sprachmelodie zunehmen, betont-unbetont wird auch dann noch in Erscheinung treten, wenn noch jede Silbe gezeigt wird.

Erst nach längerer Übung wird es möglich und treibt es einen auch, nur noch so viele Vokale zu zeigen, wie im normalen Sprechablauf bewusst werden können, z. B.: „Bepackt mit Rucksack, geneckt im Zickzack, blick nur keck zurück …" (Hey) oder so ähnlich, das ist nicht vorhersagbar.

Bei diesem letzten Stadium des Übens wird man fast nie mehr zeichnen, sondern leicht antippen. Die tiefste Wirkung geht von der Übung aus, wenn die Punkte nicht mehr außen gezeigt, sondern in der inneren Schau in den eigenen Organismus eingepflanzt werden. Clara Schlaffhorst stellte sich die obere Reihe (O U A) im Kopf, die mittlere (E I E) in Zwerchfellhöhe und die untere Umlaut-Reihe im Beckenbodenbereich vor. Aber es geht natürlich auch anders.

Wozu soll das alles nun gut sein?

Der Grundgedanke bei diesem Übungsweg wie bei allen anderen, die Sprechen und

Singen mit der Schau oder der Ausführung von Bewegungen verknüpfen, ist der Ausgleich von Energien im Organismus. Einerseits ist der gedankliche Einsatz des Gehirns (hier beim Bewusstwerden der Vokale und Zeigen der Quadratpunkte) in der Lage, zu starke physische oder psychische Kräfte bei der Tonerzeugung zu binden. Sie drücken sich aus z. B. in Kehlkopfdruck, in von innen / unten gegen die Stimmlippen andrängender Luft oder Kraft oder in überbordendem Gefühl in der Gestaltung des Textes.

Andererseits können durch große äußere Bewegungen (der ganze Arm schlägt nach weit ausholender Bewegung mit der Faust auf den Tisch; oder das Quadrat wird sogar mit stampfenden Füßen im Raum gegangen!) in Zusammenspiel mit dem denkenden Gehirn verschüttete Kräfte in Leib und Atmung geweckt und ermuntert werden, sodass die Sprache markanter, lebendiger, vitaler wird.

Das Sprachquadrat gehört also **zu den Methoden, die durch die Handlung die Funktionen** *indirekt* **verändern.**

Die Kunst ist, wie bei allem Üben, zu erkennen, bei welchem Menschen und in welcher Situation welche Art des Tuns gewählt werden muss. Bei richtigem Ansatz übernimmt alsbald die „Natur in uns" die Regie und bringt Veränderungen und weiterschreitende Übungen in Gang – vorausgesetzt, der Lehrende oder der Übende ist wach für das Geschehen und trägt den Veränderungen Rechnung.

Ein paar Beispiele für sinnvolle Anwendung:
Eine Lehrerin sprach so gehetzt und schnell, dass die Sprache oberflächlich, von schnappendem Atem durchsetzt und kaum sinnverständlich war. Langsameres Sprechen war durch ihre Nervosität und Getriebenheit nicht möglich, Gedanken an tiefer in den Organismus eingreifende Atem- und Stimmfunktionen kaum nachvollziehbar. Das Sprachquadrat, zunächst mit weit ausholenden Armbewegungen auf die Tischplatte „gedonnert" oder stampfend gegangen, war das einzige Mittel, der Hetze Herr zu werden: durch die Notwendigkeit zum Bewusstwerden der Vokale und der Quadratpunkte, d. h. zusätzliche Gedanken als nur über den Inhalt des Gesprochenen, und durch die große äußere Bewegung, die Zeit brauchte und ihr „körperlichen" Stimmeinsatz vermittelte.

Diese Bremsung ihres nervlich bedingten Tempos war am Anfang schwer für sie erträglich, immer wieder wollten „die Pferde durchgehen". Aber im Verlauf von wenigen Einzelstunden überwog die Freude am Erleben der zunehmenden Ausgeglichenheit ihrer Kräfte. Die Bewegungen wurden kleiner, die Punkte-Schau wurde verinnerlicht, schließlich wurde das Sprechen so „normal", dass ihr Mann am Telefon (sie rief vom Ferienkurs aus zu Hause an) seine Frau kaum wiedererkannte. Das erzählte sie strahlend und war zutiefst motiviert, auf dem beschrittenen Wege weiterzugehen. In diesem Stadium waren dann auch alle unsere üblichen Funktionsübungen möglich. Aber sie hatte für zukünftige Rückfälle im Alltag auch ohne Lehrer etwas „in der Hand", um sich wieder aufzufangen.

Von besonderer Bedeutung ist das Sprachquadrat für die Arbeit mit *Stotterern*. Angst vor der Sprechhemmung, unbewusste Ängste, übermäßiger Druck und Krampf in den Sprech- und Stimmorganen erhalten ein lösendes Gegengewicht durch die Vokalgedanken und die Arm- und Beinbewegungen. Fast immer wird die Sprache flüssig und frei. Bei vielen Kindern, im Einzel- wie im Gruppenunterricht, konnte das bestätigt werden. Je nach Art der Störung ist dabei das impulsgebende Tippen oder „Schlagen" der Vokalpunkte hilfreich oder ihre fließende lineare Verbindung mit dem zeichnenden Stift: Das Erste fördert den Einsatz der Atemmuskulatur im Sprechakt, das Zweite bringt Luft und Stimmschwingung in Fluss.

Über solche mehr therapeutischen Anwendungen hinaus bietet sich das Üben mit dem Sprachquadrat für jeden Menschen an, der sich mit Sprechen befasst, ganz besonders bei der Erarbeitung von Gedichten und Liedtexten.

So lassen sich Texte sehr gut anhand des Sprachquadrates auswendig lernen: Man liest die einzelnen Zeilen und spricht sie auswendig zum Zeichnen der Vokalpunkte (meist in kleinem Format). Bei der dritten oder vierten Wiederholung einer Strophe wird man schon einen Teil behalten haben. Das Sprechen wird sich hier auch trotz des Sprechens *aller* Vokale nicht leiernd und undynamisch gestalten. Das Zeichnen ist ja nicht taktgebunden, die Sinngebung wird sich bald durchsetzen, und die weiteren Stufen der Übung ergeben sich organisch: nur betonte Silben – nur noch Sinnbetonungen – nur noch so viele Vokale, wie im normalen Sprechfluss zu sehen möglich sind, während die Gedanken sich auf den Inhalt des Gesprochenen richten. Spätestens in diesem Stadium kann das Quadrat auch innerlich geschaut werden. Dabei erscheint das Bild zuerst meist noch in Gedanken außen, gewinnt aber an

Wirkung, wenn es in den Organismus hineingedacht wird, jeweils dorthin, wo eine Belebung als am notwendigsten empfunden wird.

Vielen Menschen, die sich mit Sprache befassen und Sprechen weitgehend von ihrer Aussage, von ihrem geistig-seelischen Gehalt her zu erarbeiten gewohnt sind, sind die Wege der Schule Schlaffhorst-Andersen schon immer höchst suspekt gewesen. Wie kann man beim Üben zeitweise den Inhalt so ganz außer Acht lassen, so viele Gedanken auf einzelne Laute und Funktionen richten, den Text so zerstückeln? Richtet man ihn damit nicht geradezu zugrunde? Man muss es wohl erfahren haben, in wie viel größere Tiefen die Sprache eindringen und bei der Gestaltung später wieder auftauchen kann, wenn man so arbeitet.

Es gibt tiefere Schichten als die unseres Denkens und bewussten Einfühlens, die dadurch angesprochen werden können. Die Sprache hat sich „verkörpert" und lässt Seelenschwingungen hörbar werden, die viel echter aus unserem Unbewussten aufsteigen, als wir das durch bewusstes Gestalten meist vermögen. „Es" fängt an, aus uns zu sprechen, wenn solche Vorarbeit geleistet wurde, „Ich" stehe sprechend da und kann miterleben, was sich aus mir heraus gestaltet.

Es sind die schönsten Erlebnisse, die es im Vortrag geben kann, wirklich beseligende Augenblicke, die etwas von dem Ganz- und Heilsein ahnen lassen, das ursprünglich in den Begriffen des Sprachquadrates symbolisiert wurde.

Außerdem aber kann das Mitdenken einzelner Vokalpunkte selbst beim Vortrag noch hilfreich sein, wenn man z. B. merkt, dass Aufregung und wild klopfendes Herz einem den Atem und die Gedanken zu nehmen drohen oder dass man in die Gestaltung zu viel individuellen Gefühlsstrom einfließen lässt, der die Zuhörer eher geniert als begeistert. Die gedankliche Bindung an dieses Objektive bildet dann das notwendige Gegengewicht gegen Nerven oder Gefühle, und man wird frei und echt. „Denn das Gesetz nur kann uns Freiheit geben." (Goethe)

Wie gesagt: Für das Sprachquadrat – für seine Hintergründe wie für seine Handhabung – gilt dasselbe wie für alles in unserer Arbeit und wohl für alles Lebendige: dass man *erfahren* haben muss, bevor man verstehen, und erst recht, bevor man urteilen kann.

Übungstexte mit wachsenden Schwierigkeiten

Sätze mit Wörtern ohne Endsilben:
- Hörst du den Lärm? Der Brief kam früh an.
- Hol mir doch den Schirm dort! Niemand hört dich.
- Am See schlägt die Nachtigall. Der Korridor ist viel zu lang.

Offenes E wird zu Ä:
- Das Huftier Pferd ist die Investition in die Zukunft.
- Es ist im Galopp sehr schnell. Halt endlich an!
- Am Berg hört man das Echo gut.

Endsilben tauchen auf:
- Wer hat Recht: der Mörder oder der Richter?
  (Wer hat Rächt: der Mördär odär der Richtär?)
- Verächtlich rümpft der Junge die Nase: Wie kann man so schlecht schwimmen?
  (Värächtlich rümpft der Junge die Nase: Wie kann man so schlächt schwim-män?)

Zum Üben der verschiedenen E eignen sich die Hey-Verse gut:
- Schneebedeckte, feste Erde,
  Lenzgeweckte erste Herde …

Oder:
- Segenspendende Ceres.
- Lebensretter sind oft sehr zurückhaltend.
- Knödelwettessen zu später Stunde macht fett.
- Im Restaurant schmeckt nicht jedes Essen gut.

Zur Übung der Doppellaute:
- Ein leuchtender Tau weilt heut auf der Au.
  Der Eichbaum beut Rast, sein Laub beugt den Ast.
  Ein säuselnder Hauch streift leise euch auch. (Hey)

Wenn man diese Sätze alle fließend zeigen kann, ist jeder weitere Text möglich.

DIE DEUTSCHEN SPRACHLAUTE

Ihre Bildung und ihre Erarbeitung aus der Sicht der Schule Schlaffhorst-Andersen

(Frei nach meinem Seminar vom 18. / 19. September 1980 in Bad Teinach mit dem Thema „Auswirkungen der deutschen Sprachlaute auf Atmung und Stimme")

Arbeitsblatt für Lehrer und Schüler der Schule Schlaffhorst-Andersen

Anliegen dieser Niederschrift war es, das Wissen über Bildung, Erarbeitung und Auswirkungen der deutschen Sprachlaute zusammenzufassen, das mir durch verschiedene Lehrerinnen der Schule Schlaffhorst-Andersen überliefert wurde und das sich in meiner eigenen Arbeit vielfach bewährt hat.

1. Einige Gedanken voraus

Was sind Sprachlaute?
Eine mögliche Antwort ist: Sprachlaute sind zu Geräuschen oder Klängen geformte Ausatmungsluft.

Die *Geräusche* entstehen dadurch, dass die ausströmende Luft sich an Engebildungen im Mundraum reibt (f, ß, sch, (i)ch, (a)ch) oder durch Verschlüsse kurzzeitig ganz aufgehalten wird (p b, t d, k g), um anschließend zu „explodieren".

Die *Klanganteile* versetzen die Ausatmungsluft durch die vibrierenden Stimmlippen in Schwingungen. Durch verschiedene Formungen des Mundraumes resultieren unterschiedliche Klangcharaktere, so durch Verschluss des Mundes die Nasale (m, n, ng) oder durch differenzierte Formung des geöffneten Mundes L und die Vokale.

Sprachlaute werden also durch Atmung und Stimme gebildet, sie sind Atem- und Stimmfunktionen. Voraussetzung für ihre Bildung ist der Impuls, der vom

Sprachzentrum des Großhirns ausgeht, d. h. von dem Gedanken, der Idee, der Vorstellung des Lautes. Dieser „geistige Impuls" bedient sich des Organismus, um den Laut Gestalt gewinnen zu lassen, der Gedanke „verkörpert" sich! Er benutzt die Mundwerkzeuge, die Stimme, die Atmung, er formt diese, er tritt mit Forderungen an den Organismus heran, der Gedanke zwingt ihn in *seine* Gesetze. Sprechen bewirkt so die Umformung der vegetativen Abläufe und ihrer Bedürfnisse in die Forderungen des Gedachten. Geist und vegetativ gesteuerter Organismus stehen sich als Gegensatzpaar gegenüber.

Die *Kunst* des Sprechens und die *Kunst* des Atmens besteht darin, aus diesen Gegensätzen ein befruchtendes Miteinander werden zu lassen. Anschauliches Beispiel dafür sind die Artikulationswerkzeuge: Kiefer, Zähne, Lippen und Zunge gehören ursprünglich Kräftebereichen in uns an, die wir mit dem Tierreich gemeinsam haben. Saugen ist das Erste, was auch der Mensch zum Stillen seiner vitalen Bedürfnisse damit tut; Beißen, nicht nur bei der Nahrungsaufnahme, sondern auch bei aggressiver oder verteidigender Selbsterhaltung, ist darin begriffen; Lecken, Lippenberührung, Saugen als Ausdruck inniger Partnerbeziehung verdeutlichen den Bezug zur Arterhaltung.

Gerade dieser Organe bedient sich der geistige Sprachimpuls! Vielfältige Verspannungen und damit Kräftestaus in den Mundwerkzeugen zeugen von dem Übergewicht der intellektuellen Forderungen, denen wir heute meist ausgesetzt sind. Lösung, Vitalisierung des Denkens und des Sprechens über Lösung und Übung dieser Bereiche sind die Chance.

Sprechen lernen nach Schlaffhorst-Andersen bedeutet das Abenteuer, den Menschen in allen seinen Kräftebereichen anzusprechen, wachzurütteln, seinen Geist und seine Physis zur Einheit werden zu lassen und zum Instrument für sein Ausdrucksbedürfnis. Ganzheitliche, echte und dadurch den Zuhörer bewegende Ausdrucks- und Gestaltungsmöglichkeiten sind das Ergebnis der fruchtbaren Begegnung der Kraftbereiche in uns selbst.

2. Die einzelnen Laute

Im Folgenden werden die einzelnen Sprachlaute auf ihre Bildung, ihre Fehlermöglichkeiten, Hilfen beim Erarbeiten, ihre Charaktere und ihre Auswirkungen auf den Organismus hin untersucht. Dabei werden sie so zu Gruppen zusammengefasst, wie Clara Schlaffhorst sie nach ihren Atem- und Stimmfunktionen benannte: Strömungs- und Explosivkonsonanten, Halb- und Vollklinger und Vokale. Differenzierungen und Sonderstellungen einzelner Laute werden berücksichtigt.

A) Strömungskonsonanten

Bildung:
Sie entstehen alle durch Engebildung im Mundbereich. Das bedeutet Widerstand für die Ausatmungsluft und führt zu gleichmäßig fließender Geräuschbildung.
  - Die Engebildung findet an verschiedenen Stellen im Mundbereich statt.
  - F = Unterlippe – Schneidezähne
  - ß = Zungenspitze – unterer (oder oberer) Zahndamm
  - Sch = Zungenspitze (in sich zurückgezogen) – mittlerer Gaumen
  - (i)ch = Zungenrücken – mittlerer Gaumen
  - (a)ch = Zungenrücken – hinterer (weicher) Gaumen
Wenn man die Übergänge von einem zum andern langsam übt, wird durch das Empfinden der Bewegung die Stellung deutlicher!

Zwei Fehlermöglichkeiten (wie bei fast allem Üben):
  - Zu viel Spannung in der Mundmuskulatur = Luftstau
  - Zu wenig Spannung = schlaffer Luftverlust
Es wird hier sehr deutlich, wie der Spannungsgrad der Mundmuskulatur sich auf Hals, Kehlkopf und Stimme überträgt. Presst sich die Stimme zu und lässt sie dadurch kaum Ausatmungsluft aus der Lunge mehr durch, entsteht das Geräusch mehr durch Mundluft.

Hilfen, um ein ruhiges, volles Strömen zu erreichen:
  - Bei Stau: In F und Sch ein U denken.

- Bei zu laschem Ansatz: Nicht in langem Strom üben, sondern die Artikulation immer wieder neu kurz ansetzen.
  Oder: Aggressive Vorstellungen bei den „hellen" Lauten ß und (i)ch (die Artikulation der Strömungslaute lässt helle oder dunkle Vokale vorahnen).

Auswirkungen
- Die Ausatmung vertieft sich durch den Widerstand im Mundraum (Engebildung): Die Lunge erhält den Anreiz, mehr abzugeben, was Verlängerung der Ausatmung bedeutet. Das Zwerchfell muss sich langsamer und kraftvoller strecken.
- Die Strömungslaute bieten eine große Hilfe zur Bewusstmachung des eigenen Atemrhythmus. Es bietet sich folgende *Grundübung* an:
  Strömen lassen auf Konsonantengeräusch, z. B. auf F: <u>Es</u> strömt, die Luft stößt von innen die Lippen auf, nur so lange, wie das Geräusch ohne Anstrengung zustande kommt; danach entweicht der Rest der Ausatmungsluft durch die Nase = Nachhauch; aus diesem Nachhauch entwickelt sich mit der Zeit ein feines Empfinden für die sog. Ruhepause, besser: den Schwebezustand zwischen Aus- und neuer Einatmung; danach ergibt sich von selbst das Erlebnis der selbsttätig einströmenden Luft, wobei nichts überdehnt werden darf, ein „Fingerhut voll" genügt oft für das Sprechen eines Lautes!
  Man wird bemerken, dass die Fähigkeit zum Geschehenlassen des Atems desto mehr abnimmt, je ausgeprägter das Bewusstsein sich auf Artikulation und Lautäußerung richtet. Erst wenn sie geläufig sind, wird wieder ein ruhiger Atemrhythmus möglich. Ein einprägsames Beispiel für den „Kampf" zwischen Es und Ich, „Natur" und Kopf, Geschehenlassen und aktivem Einsatz!

B) Halbklinger

Bildung:
Die Halbklinger bestehen, wie der Name sagt, halb aus Klang und halb aus Geräusch, 'sie verbinden fließendes Luftgeräusch und Stimmklang, sind quasi „tönende Strömungskonsonanten". Man erübt sie am günstigsten, indem man in den Strömungslaut hinein die Stimme klingen lässt unter Beachtung einer exakten Mischung aus Geräusch und Ton: F – W, ß – S, (i)ch – j, Sch – dj (z. B. in Loge).

Eine Sonderstellung hat das R, das nicht gleichmäßig fließend, sondern intermittierend gebildet wird, entweder mit der Zungenspitze flatternd (Zungen-R) oder im Bereich des (a)ch, wo es sehr viel schwächer klingt.

Fehler:
- Das Geräusch überwiegt, Stimme verhaucht = zu geringe Atemmuskelspannung.
- Feste Stimme überwiegt, Geräusch ist fast nicht mehr zu hören = zu viel Kehlkopfspannung.

Hilfen für das Erüben:
- Das Ohr überwacht intensiv die richtige „Mischung".
- Man wechselt immer wieder zwischen stimmlos und stimmhaft, um die Atemführung zu üben, z. B. F – W –F – W, und wir spüren, wie viel mehr innerer Einsatz nötig ist, wenn die Stimme dazukommt, d. h. zwei Widerstände entgegenstehen.

Auswirkungen:
Die Halbklinger bieten der Ausatmung einen zweifachen Widerstand: die Enge im Artikulationsraum und den Stimmschluss beim Ton. Man kann die Halbklinger unter zwei verschiedenen Aspekten erleben und erarbeiten:
    a) Unter ihrem Schwingungs- und Vibrationscharakter und
    b) unter dem Aspekt des Krafteinsatzes der Atemmuskulatur.

Zu a) Die Stimmschwingungen können den ganzen Organismus durchvibrieren und bewirken dabei den Abbau sowohl von Verspannungen wie von Schlaffheiten, d. h. sie führen zu dem erstrebenswerten Zwischenzustand zwischen beiden Extremen, zum Eutonus (bei Schlaffhorst Lockerheit).
Durch das gleichzeitig gebildete Geräusch wird die Stimme nie ganz fest: eine Voraussetzung für lockere Schwingung. Die lösende Wirkung der Vibrationen lässt sich überall hindenken, z. B. wird das S zur „Dusche", die nicht nur über, sondern durch den ganzen Körper rieselt; oder das S kitzelt von innen her die eigenen Fußsohlen: Das Denken des Weges dahin löst die gesamte Muskulatur und fördert die Durchblutung. Es eröffnen sich breite therapeutische Einsatzmöglichkeiten der Belebung und Regeneration!

Zu b) Durch den doppelten Widerstand (artikulatorische Enge und Stimmschluss) ist ein größerer Einsatz der Atemmuskulatur nötig. Man empfindet die innere Bewegung wie ein Aufbegehren gegen die Widerstände, sie erzeugen Kraft und Lebendigkeit. Das äußert sich hier in einer Einatmungstendenz während der Ausatmung, die am Gehobenwerden des Brustbeins oder an der Dehnung von Rippen und Flanken deutlich spürbar werden kann. Bei jeder gut gefassten Tonerzeugung wird dieses Phänomen deutlich.

Es ist hier der Unterschied zu erleben zwischen natürlicher und kunstvoller Regeneration: Die natürliche geschieht uns bei jedem unwillkürlichen Einatmungsimpuls; bei der kunstvollen Regeneration aber brechen beim Stimmeinsatz Einatmungsimpulse in die Ausatmung ein, im Vergehen bildet sich neues Werden! Deshalb sah Clara Schlaffhorst in der Stimmerziehung den Königsweg für die Atemarbeit.

Charaktere:
- W wirkt in die Breite (Lunge!), ist füllig, warm, dunkel.
- Dj erscheint ähnlich, etwas mehr Spannung und Einsatz sind nötig.
- S ist schmal, spitz, lang, eher senkrecht in uns stehend denkbar, leicht aggressiv (Mücke!).
- J nicht so spitz, dafür intensiv angriffslustig, leicht verbissen.

Wieder liegen den Konsonanten Vorahnungen von Vokalen zugrunde, ein Lautfundus, der erst durch artikulatorische Ausformung zum Vokal wird.
- (i)ch – J – heller Lautfundus – I
- F – W – dunkler Lautfundus – U
- ß – S – heller Lautfundus – E

Das Üben dieser Lautreihen ermöglicht das Übertragen der inneren Intensität des Halbklingers auf den Vokal. Das ergibt keinen klaren Stimmklang, sondern eine Art von Stöhnfunktion, die gestalterisch Schmerz oder Bedrängnis darstellt.

c) Explosivkonsonanten (Verschlusslaute)

Bildung:
Sie haben zwei Bildungsphasen:
   a) die Verschlussphase durch Verschluss im Artikulationsraum = Luftstau und

b) plötzliches Öffnen des Verschlusses = Explosion.

Dieser Vorgang ist an drei Artikulationsstellen möglich: labial (p, b), dental (t, d) und guttural (k, g).

Erüben lassen sie sich am eingängigsten über die Lautfolge Sch – P – offenes O. Oder auch Sch – T – Vokal in Zeitlupe:

Strömende Luft auf Sch (Luftstau wird vermieden);

Stau der restlichen Luft beim artikulatorischen Verschluss = Atemhalten;

Explosion, d. h. Verwandlung der beim Halten gesammelten Kraft in Laut.

a) Verschlussphase

Fehler:
- Überspannung bis zu Krampf in Mundraum, Kehlkopf und Leib mit dem Ergebnis einer gepressten Stimme im nachfolgenden Laut;
- Unterspannung bis zur Laschheit, was zu verhauchter Stimme führt.

Hilfen (Vorstellungen):
- Der Verschluss im Mund ist so locker, dass die Stimmlippen offen bleiben (die Luft wird durch die Atemmuskeln zurückgehalten, nicht durch die Stimme!).
- Die Empfindungen richten sich auf die Kraftansammlung in der Atemmuskulatur, spürbar an einer leichten Dehnung des Rumpfes („expiratorische Dehnung").
- Der „Strom" des vorher gebildeten Sch bleibt nicht einfach stehen beim Verschluss, sondern schwappt nach innen zurück (wie Wasser am Hindernis zurückschwappt). Das bedeutet Einatmungsimpuls, ohne dass eingeatmet wird.

b) Explosion

Fehler:
- Der O-Laut wird in der Stimme abgeklemmt, oder
- er fällt verhaucht heraus.

Hilfen (Vorstellungen):
- Das Zwerchfell hat sich während des Haltens wie ein Sprungtuch aufgespannt,

von dem O nun wie ein Ball federnd aufgefangen wird.
- Der „O-Ball" wird über den Kopf nach rückwärts geworfen.
- Während des Haltens sammelt und vergrößert sich ein dicker Tropfen, der als O selbstständig nach innen fällt.
- O entsteht aus der Kraft, die sich bei der Einatmung und der Haltephase angesammelt hat (Lautkraft!).

Ist das Ansprechen der Atemkräfte so erst einmal gründlich erübt, kann man die Übung Sch –P – O aufgeben und die Funktion auf jeden anderen Explosivlaut mit anschließendem Vokal übertragen, auch auf die drei Varianten B, D und G, die artikulatorisch und funktionell weitgehend gleich sind. Sie werden nur viel zarter und weicher angesetzt.

Eine lohnende Übung bieten auch die *Explosivkonsonanten am Ende* eines Wortes (Stadt, Stock, hopp), bei denen die Atemkraft nicht einen Vokal, sondern eine ab-federnde Luftbewegung erzeugt, die den Brustkorb (und mehr) „erschüttern" kann und den nächsten Einatmungsimpuls wie von selbst kommen lässt. Zweifache Kon-sonanten am Ende bilden den Anreiz zu einem (luft-)spielerischen „Hürdenlauf" (neckt, schabt, hüpft etc.).

Auswirkungen:
- Durch das Atemhalten können die Atemmuskeln in der Ausatmungsphase noch sicherer geführt werden als bei den Halbklingern.
- Das Erlebnis des Sammelns, des Anwachsens von Atemkraft, die anschließend den Laut bildet, wird besonders markant.
- Die Spannkraft des Zwerchfells wird im Vokal kurz und elastisch geübt, nicht auf Länge wie beim Halbklinger. Für manchen ist das anfänglich ein-facher.
- Wird der Vokal aus dieser Lautkraft gebildet, wird das Erlebnis des Abfe-derns nach dem Laut besonders gut erfasst. Dies ist die beste Möglichkeit, den Stimm- oder Phonationsatem zu erarbeiten (die rasche reflexartige Luftergän-zung nach dem Sprechen).
- Für Stimmkranke ist es eine Offenbarung, dass ein Laut aus der Atem-, nicht aus der Stimmkraft gebildet werden kann!

D) Hauchlaut H

<u>Bildung:</u>

Der Hauchlaut H entsteht durch völlig geräuschlos aufsteigende Ausatemluft, eben „Hauch", wird hörbar nur durch den nachfolgenden Vokal, der durch ihn nicht mit festem, sondern mit weichem Stimmeinsatz gesprochen wird: seinem Wesen nach Strömungslaut (ohne Geräusch), aber in der Wirkung eher explosiv.

Das H nach einem Vokal dehnt diesen lediglich, nach einem Explosivlaut (th) ist es Schrift gewordener Nachhauch.

H in der Mitte des Wortes darf nicht gesprochen werden (z. B. Mühe), die Vokale werden stimmhaft aneinander gebunden.

Erarbeitet wird das Anfangs-H am besten durch Spüren der Ausatmungswärme in Mund- und Nasen-Rachen-Raum unter der Vorstellung, die Luft steige selbsttätig aus dem Inneren auf, wird nicht gedrängt. (Das bewirkt eine Art von „Exhalation", eine „Behandlung" der Schleimhäute mit der eigenen heißen, feuchten Innenluft!). Es bedarf einer sehr zurückhaltenden Führung der Ausatemluft durch die Atemmuskeln und intensiver Zusammenziehung der Lungen. Erlebt man die Rückhaltekraft des Zwerchfells, kann man dort den nachfolgenden Vokal ansetzen (wie nach einem Explosivlaut).

<u>Fehler:</u>

Es können wieder Druck an der Stimme oder Verhauchen der Luft sein, hörbar am Geräusch beim Hauch und im anschließenden Vokal.

Vorsicht: Keine aktiven Bauchmuskelbewegungen beim Vokaleinsatz!

<u>Hilfen:</u>

Eine Vorübung zum Erfühlen der Stimmbandbewegung (offene Stimmlippen beim Hauch, Stimmschluss beim Vokal) ist der Wechsel zwischen Hauch und fließendem Flüster-A. Ist das noch zu schwierig zu fühlen, dann übe man den Glottisschlag ohne Laut bei stehender Luft, man hört dabei nur ein leises Knacken (Ventiltönchen).

Durch dieses Vorüben gewinnt man an Sicherheit, beim Ansatz nicht die Stimme zu schließen, sondern den Rückhalt des Zwerchfells zu spüren und dort den folgenden Vokal anzusetzen. Die Silben hopps und happs mit verlängertem Anfangs-Hauch eignen sich besonders gut.

Auswirkungen:
Sind ähnlich wie beim Explosivlaut, nur noch diffiziler, da kein Verschluss vorhanden ist. Mund und Stimmlippen sind offen (die Mundstellung richtet sich nach dem folgenden Vokal), trotzdem gibt es Halt und Lautansatz im Zwerchfell. „Lautkraft", das ist die hörbar (tönend) gewordene Kraft der Einatmungsmuskulatur.

E) Vollklinger

Bildung:
Vollklinger sind reiner Stimmklang ohne Geräuschbeimischung. Sie sind trotzdem keine Vokale, da der Mund an verschiedenen Stellen geschlossen wird, Ausatemluft und Klang also durch die Nase geführt werden müssen (Nasallaute). Die Verschlussstellen sind wieder labial (M), dental (N) und guttural (ng). Das L hat eine Sonderstellung, da der Mund halb geöffnet wird, also Mund und Nase benutzt werden (es wird im Anschluss gesondert betrachtet). Beim Erüben der Nasale muss man bedenken, dass die Luft durch die Nase geführt werden muss, d. h. einen viel beengteren Weg durchläuft als durch den offenen Mund. Dies bedarf wieder einer starken inneren Zurückhaltung.

Beim Erarbeiten bemüht man sich am besten um das Fühlen der von innen aufsteigenden Wärme in den Nasengängen „bis in die Augen" (wie beim H). In diese Wärme lässt man dann die Tönung einfließen unter der Vorstellung, dass nicht die Stimme allein, sondern auch die warmen Schleimhäute die Schwingungen, den tönenden Laut erzeugen.

Fehler:
Der häufigste Fehler ist zu starker Druck gegen die Stimme – die Vollklinger vertragen kaum einen Krafteinsatz. Aber auch verhauchte Vollklinger sind zu hören.

Hilfen:
Dem Druck gegen die Stimme ist durch inneres Gegenhalten des Zwerchfells und durch Erspüren des warmen Stromes der Ausatemluft in der Nase („die Augen atmen aus") zu begegnen, auch das Verhauchen hört dadurch auf.

Zu großer Kraft und Fülle führt man die Vollklinger ausschließlich über den Anschluss an die verschiedenen Resonanzräume, so M an den Magen und den Leib (hmm, es schmeckt!) oder N und ng an den Kopf.

Auswirkungen:

- Die feinen und zarten Stimmschwingungen fördern eine gute Luftführung, das bedeutet geformtes Steigen des Zwerchfells und dadurch intensive Zusammenziehung der Lunge.
- Die Nasenschleimhäute werden belebt. Dadurch eignen sich die Vollklinger besonders gut zur Erarbeitung der Nasen- und Kopfresonanzen und der Obertöne. (Das ist auch für Vokale wichtig!)
- Wenn die Nase so langsam die Luft abgibt, werden alle drei Nasenwindungen benutzt (bei flacher Atmung oft nur die unterste). Dies führt zu intensiver Lungenbelebung. („Je höher der Schornstein, desto besser der Abzug.")
- Im Sprechen unterstützen die Vollklinger die „schwingende Stimme", den lyrischen, klingenden, verinnerlichten Charakter.

Charaktere:

M wirkt breit, behaglich, in sich ruhend. All das lässt sich verstärken durch Vorstellungen von genüsslichem Kauen oder von Luftaufnahme während des Tönens. Dadurch kommt zu der Resonanz der oberen Räume ein wenig „Urlaut"-Charakter dazu. Die Magenresonanz erschließt sich durch „muh".

N ist der Verneiner, ist fester und schmaler, sowohl artikulatorisch als auch im Klang. Es führt Luft und Schwingungen am besten in die Nase.

Ng bietet ideal den Zugang zum Gaumensegel. Durch den Wechsel von ng und kurzem A bei ruhigem Kiefer lässt sich das Gaumensegel gut aktivieren: Es senkt sich bei ng auf den Zungenrücken und muss sich zum A nach oben anspannen. Für alle Vokale ist die Spannung des Gaumensegels wichtig! Ng ist der nasalste Laut, da der Verschluss des Mundes hinten ist und so der Mund als Resonanzraum ausfällt.

Das L nimmt unter den Vollklingern eine Sonderstellung ein.
Bildung:
Während die Zungenspitze hinter den oberen Zähnen den Verschluss des Mundes bildet, lösen sich die Zungenränder seitlich von den Zähnen ab und lassen dadurch Raum für Luftstrom und Klang aus dem Mund. Das L ergibt so eine Vorahnung von Vokalen. Wichtig ist, dass trotz des geöffneten Mundes die Nase offen bleibt!

Charakter:

Durch den weit geöffneten Kiefer senkt sich der Kehlkopf. Da die Zungenspitze sich nach vorne oben streckt (in Gegenbewegung zum runtergehenden Kiefer), verschwindet der Zungendruck auf den Kehldeckel. Dadurch entsteht ein weiter Raum, nicht nur im Mund, sondern hinunter bis in den Schlund. Diese Stellung längt die Stimmlippen und kann sogar (nach Schlaffhorst-Andersen) den Eingang zur Speiseröhre (hinter den Stimmlippen) weiten. Die Weitung dieses Muskelschlauchs hat die Lösung des ganzen Kehlraumes zur Folge, sodass er für Atembewegung und als Tönungsraum zur Verfügung steht.

Erarbeiten

lässt sich dieser Anschluss an den Leib am günstigsten , indem schon die Einatmung durch den weit geöffneten Mund und Schlund geleitet wird (in L-Stellung). Die Weitung des Leibes wird dabei sehr deutlich. Dann kann das L tönend den ganzen Rumpf als „Klangzylinder" erfüllen. Dabei sollte man das Gefühl haben, Einatmung und Tönung würden eins, eins ginge ins andere ein.

Die Schleimhautfalten am Eingang zur Speiseröhre geraten dabei zusätzlich zu den Stimmlippen in Schwingung. Clara Schlaffhorst sprach von der „Speiseröhrenritzenstimme" oder auch von „primärer" Tonerzeugung. Nur bei Tönen mit diesem „Leibanschluss" sprach sie in engerem Sinne von „Tönung".

Fehler:

Durch das Denken nach hinten (bis zur Speiseröhre) und unten (in den Leibraum) besteht akute Gefahr des Überlängens, also des Schlaffwerdens der Stimmlippen, kenntlich an spannungslosen, unterdunkelten Tönen.

Hilfe

bietet die gleichzeitige Führung von Luft und Klang durch Mund und Nase! Z. B. stelle man sich vor, man mache jemandem eine „lange Nase", während das L tönt, oder man wolle jemandem die Zunge rausstrecken (Blä!). Eine Andeutung von Ä im L unterstützt manchmal diese Versuche. Mit der Zeit genügt oft ein leichtes Weiten der Nasenflügel, ein Hochschieben der Nasenfalte, ein Spüren von Luft und Wärme in der Nase, um Dunkel und Hell, Unter- und Obertöne ideal zu mischen. Kopf und Rumpf werden zum in sich ruhenden tönenden Klangkörper.

<u>Auswirkungen:</u>
L führt zu dem, was Clara Schlaffhorst „Luft unter der Zunge" nannte. Dieser Begriff meint sowohl Verbindung zur Leibresonanz beim Tönen (Tönung) als auch sehr leichte, rasche Luftergänzung mit Leiblösung durch hochgestellte Zunge und Schlundweitung, also Einatmungsimpuls durch offenen Mund und Nase. Klanglich führt das zu sonorem, fülligem, klangvollem Sprechen und Singen.

F) Vokale

<u>Bildung:</u>
Allen Vokalen gemeinsam ist, dass sie Luft und Klang Ausstrom aus dem Mund ermöglichen. Sie sind reiner Klang ohne Geräuschbeimischung, d. h. sie werden mit der Stimme bei offenem Mund erzeugt.

Die sehr unterschiedlichen Mundstellungen ergeben die verschiedenen Klangfarben. Clara Schlaffhorst ging davon aus, dass auch verschiedene Schwingungsformen und verschiedene Spannungsgrade des Stimmmuskels die unterschiedlichen Vokalfarben ausmachen. Antagonistisch zum Spannungsgrad des musculus vocalis weisen auch die Atemmuskeln unterschiedliche Spannungstendenzen auf.

Von allen Sprachlauten ist die Vielfalt der Charaktere bei den Vokalen am größten, sie geben der Sprache Farbigkeit und Musik. Durch sie drückt die Sprache Emotionen und Gemütsbewegungen des Sprechenden vorrangig aus.

1. „Grundvokale"
A wird „neutraler" Vokal genannt, weil er in der Mitte zwischen Hell und Dunkel steht. Er verlangt totale Offenheit und Klarheit und ist deshalb für introvertierte Charaktere schwer darstellbar. (In kaum einem deutschen Dialekt gibt es ein klares A, Südländer sind uns da weit voraus!) Die Offenheit kommt zustande durch gestreckten Unterkiefer, leicht gespannte Oberlippen- und Wangenmuskeln, gehobenes Gaumensegel und eine locker und breit bis vorn im Mund liegende Zunge.

<u>Vorübungen</u>
für Zunge und Kiefer: Die Zunge schiebt den Kiefer nach unten, während der Widerstand gibt. Die Lippen spannen sich dabei nach oben (Gegensatz von gleichzeitiger Bewegung nach oben und nach unten).

Für den Gaumen: Bei geöffnetem und völlig still gehaltenem Unterkiefer Wechsel von ng und A. Mit einem Spiegel kontrollieren, dass die Bewegung möglichst wenig vom Zungenrücken, sondern möglichst intensiv vom Gaumensegel ausgeht!

U ist der „dunkle" Vokal. Die Klangfarbe kommt durch die Formung des Mundes zu einer langen, schmalen Röhre zustande: Die Lippen strecken sich nach vorn, während sich die Zunge nach hinten in sich zusammenzieht, der Kiefer bleibt locker. Damit der Vokal nicht unterdunkelt, besteht die Kunst darin, ihm genügend lichte Spannungen zu geben. Das ist möglich, wenn man der kurz in sich zusammengezogenen Zunge nachspürt und den Klang anteilig auch durch die Nase leitet (Nasenanschluss).
Das Zwerchfell hat besonders starke Einatmungstendenz.

I wird zum „hellen" Vokal durch die lang und schmal bis hinter die untere Zahnreihe gestreckte Zunge („spitz"), durch Spannung im Kiefer (ein wenig „verbissen") und locker lächelnde Lippenstellung. I erfasst am leichtesten die Kopfresonanzen über die Nase, die Stimme ist kurz gespannt, und das Zwerchfell steigt.
Aufgabe beim Erarbeiten des I ist es, das „Licht" und die feinen Spannungen zwar zu erreichen, gleichzeitig aber nicht zu übertreiben. Dazu ist wieder der Gedanke an das Gegenteil, hier an das „Dunkle", hilfreich: Duft oder besser Gestank von Käse steigt in die Nase und geht bis tief in den Magen oder erregt tief innen Ekel. Da I bekannt dafür ist, alle Schleimhäute besonders stark zu beleben, kann man es auch unter dieser Vorstellung tönend durch den ganzen Kopf und Rumpf wirken lassen.

A, U, I werden auch die „starken" Vokale genannt, weil ihre Artikulation die stärkste Ausprägung hat, Schlaffhorst / Andersen nannten sie **„*Naturlaute*"**. Für sie entstand ihr Lautuntergrund aus den drei lauthaften Naturfunktionen des Zwerchfells: Lachen, Husten und Niesen.
Der Lachlaut entsteht durch lockere Zwerchfellimpulse (zwerchfellerschütterndes Lachen), das Husten durch impulshaftes Anspannen des Zwerchfells, das die Stimmlippen kurz öffnet, und das Niesen durch explosives Steigen / Strecken des Zwerchfells bei gleichzeitiger intensiver Zusammenziehung der Lunge.
Die Zwerchfellbewegungen ergeben einen impulshaften Lautuntergrund, aus

dem sich durch artikulatorische Formung ein Vokal ergibt. Oder andersherum: Der gesprochene Vokal sollte sich der „Lautkraft" des Zwerchfells bedienen.

U und I wurden von Schlaffhorst/Andersen aber auch als **„Urlaute"** bezeichnet. Während sie die „Naturlaute" aus „Naturkräften", nämlich aus Funktionen der Atemmuskulatur ableiteten, sahen sie den Ursprung der „Urlaute" in Vitalkräften, die eher den Funktionen der Organe des Leibraums zuzuordnen sind.

Als Untergrund für das U erlebten sie den dunklen Schrei, als Hungergebrüll bei Tieren zu hören, einen gleichsam ansaugenden Ruf des Habenwollens, entstehend aus dem Trieb der Selbsterhaltung; als dem I zugrunde liegend erfuhren sie eher ein grinsendes, lustbetontes Sich-Annähern aus dem vormenschlichen Bereich: der Trieb der Arterhaltung.

Fressdrang und Geschlechtstrieb sind also die Kräfte, den Leiborganen zugehörig, die durch entsprechendes Üben in den Vokalen U und I zum Ausdruck gebracht werden können.. Das Ä als Schmerzensschrei, als Urschrei, ist von Gertrude Schümann den Urlauten noch hinzugefügt worden.

Es liegt auf der Hand, dass U und I völlig anders klingen und wirken, je nachdem, unter welchen Gedanken und damit aus welchen Kraftquellen sie gebildet werden. Der Einsatz der unterschiedlichen Vorstellungen wird sich nach den funktionellen Bedürfnissen des Übenden oder nach dem erstrebten Ausdruck beim Sprechen und Singen richten.

O und E wurden von Schlaffhorst/Andersen die **„Kulturlaute"** genannt. Rein artikulatorisch betrachtet sind sie Abschwächungen der „starken" Vokale, O vom U und E vom I. Das bedeutet, dass sie weder auf besonderen Atemspannungen noch auf ausgeprägten Vitalkräften basieren. Wir begegnen in ihnen weder Ur- noch Naturkräften, sondern Kräften, die in besonderer Weise dem Menschen eignen, eben der „Kultur".

Das O drückte für beide Frauen Gemütskräfte aus. Wärme und Zuwendung auf menschlicher Ebene, sie nannten das O auch „Herzlaut". Alles Runde, Warme, Volle, Kreisende ist ihm eigen, seine Schreibweise als Kreis ist sein Symbol. Durch O-Tönung kann man den Blutkreislauf anregen, den ganzen Organismus mit warmen

Schwingungen durchdringen. Die offene Form des O eignet sich gut für weiträumiges Rufen, da außer den gestreckten Lippen artikulatorisch weitgehend Lockerheit herrscht und die Stimmlippen in voller Länge tönen können, fast schon wie beim A. Das offene O ermöglicht einen guten Zugriff der Kehlkopfmuskulatur, ohne dass gleich die Gefahr von Druck besteht, was auch Verbindung zum Zwerchfell bedeutet. Wichtig ist, dass auch beim offenen O die Lippenstreckung voll erhalten bleibt, wenn auch in geöffneterer Form, sonst verflacht der Vokal und damit der Gehalt des gesprochenen Wortes. (Man beachte, wie flach oft das Wort „Gott" gesprochen wird!)

Hilfreich ist beim O die Vorstellung, dass es beim Aussprechen von den Lippen kreisförmig gedruckt wird!

E wurde von Clara Schlaffhorst als eigentlicher „Menschenlaut" oder auch als „Seelenlaut" gesehen. Ließ sich O wenigstens noch dem Blutkreislauf zuordnen, so ist E mit physischen Kräften fast nicht mehr fassbar. Es besteht aus Luft, aus Schwingung, verträgt keinerlei Festigkeit oder muskulären Zugriff, ist unfassbar, transparent, fast transzendent zu nennen, vergeistigt, beseelt. Bildungsmäßig steht es den Vollklingern am nächsten, ist nicht denkbar ohne „Nasenabzug".

Kein Laut wird so schlecht gesprochen wie E, fast immer ist Stimmdruck zu hören und abgeklemmte Luft.

Da man zu so feiner Schwingung selten fähig ist, sollte man versuchen, E aus Vokalen zu entwickeln, die mehr mit körperlichen Kräften gebildet werden, z. B. aus der Stimmlänge und dem „Leibanschluss" des Ä (A – Ä – E) oder aus dem Ö, das Verbindung zu organischem Tiefgang ermöglicht (s. u.).

2. Umlaute
Die drei Umlaute Ä, Ö und Ü sind artikulatorisch betrachtet Mischungen: Ä mischt A und E, Ö O und E und Ü U und I. Am Beispiel Ü (es hat die stärkste Ausprägung) lässt sich dies am besten wahrnehmen: Man wechsle zwischen U und Ü einerseits und zwischen I und Ü andererseits und wird merken, dass bei U und Ü sich ausschließlich die Zunge zwischen hinten und vorn hin- und herbewegt und bei I und Ü ausschließlich die Lippen, alle übrigen Mundwerkzeuge bleiben ruhig. Ü hat also die Lippenstellung des U (und Ö des O) und die Zungenstellung des I

(Ö des E). Will man die Zungenbewegung kräftigen, sollte man daher den Wechsel von U zu Ü üben mit der Betonung auf Ü = Streckung der Zunge (U – U̲). Macht man die Bewegung impulshaft mit der Hand oder einem Finger mit, kann man die Zungenbewegung noch unterstützen. Entsprechendes gilt beim Wechsel zwischen I und Ü (I – U̲) für die Lippen.

Charaktere

Ä lässt sich am organischsten aus dem L entwickeln (wie unter L beschrieben), indem sich die Zunge sehr langsam von den seitlichen Zähnen ablöst, ohne dass die Weite des Schlundes und die tönende Fülle verloren gehen. So überträgt sich der „Leibanschluss" (über Speiseröhre und Verdauungstrakt) unter Beibehaltung der Nasenverbindung auf das Ä.

Ä hieß bei Clara Schlaffhorst auch „Primärlaut" oder auch Speiseröhrenlaut. Es hat viel Weite, viel Raum mit wenig Muskelfassung, wenig „Wandung". Es kann auch als Schrei ertönen als Ausdruck von Schmerz (siehe Urlaute). Der Gefahr der mangelnden Formung durch die Stimme wird durch Nasen- und Kopfanschluss begegnet.

Ö wirkt auf den ersten Blick ähnlich wie Ä, auch bei blökenden Schafen oder im röhrenden Schrei von Tieren klingt viel Primäres an. Beim Wechsel zwischen Ä und Ö aber merkt man deutlich, dass das Ö stabiler, gefasster, mehr durch Muskeln gestützt ist. Schon artikulatorisch bietet Ö viel mehr Form als das weit geöffnete Ä. Bei Clara Schlaffhorst hieß das Ö „Bronchiallaut". Allein dieses Bild veranschaulicht den Unterschied beider Vokale: Ä der Laut der Speiseröhre, die ein weicher Muskelschlauch ist, Ö dagegen der Laut des knorpelig fest umwandeten Bronchialbaumes. So hilft beim Erarbeiten die Vorstellung aller stabilen Röhren. Den Muskelzugriff gewinnt man auch durch die Vorstellung schmerzlichen Stöhnens im Ö. Es entsteht so eine Mischung aus Lautkraft und Tönung und damit ein sehr kraftvoller Vokal.

Ü stellt sich völlig anders dar. Durch Zungen- und Lippenstreckung ergibt sich auch artikulatorisch eine sehr schmale Führung, die wenig inneren Gegenhalt bietet. Sein Wesen ergibt sich aus der Vermischung des dunklen U mit dem hellen I, eine Art zarter Flötenton entsteht. Die Einbeziehung der Nase ist wiederum sehr wichtig. (Vorschlag: Beide I-Punkte in der Nase!) Eine Bezeichnung durch Clara Schlaffhorst ist nicht bekannt.

3. Vokalreihen

Es klang bereits mehrfach an, dass es Aufgabe der Stimmerziehung ist, die Vokale zwar in individueller Ausprägung zu erüben, sie aber auch einander anzugleichen, zu einem Ausgleich zu kommen. „Neutralisierung der Vokale" ist das Fachwort für dieses Bestreben. Beispiele dafür wurden schon angeführt: Es tut dem I gut, Stimmlänge und Leibanschluss des Ä anzustreben, dem Ä wiederum, die Oberspannungen des I aufzunehmen. Mit den artikulatorischen Zwischenstufen ergibt sich daraus die Vokalreihe Ä – E – I – E – Ä, erweiterbar auch zu A – Ä – E – I – E – Ä – A, die sich gut eignet, diesen Ausgleich zu üben. Schon Julius Hey (ein Lehrer von Clara Schlaffhorst) hat diese Reihen in seinen Sprech- und Gesangsschulen benutzt. Clara Schlaffhorst verband sie mit ihrer Idee der „Septime" (die hier nicht näher erläutert werden kann) und übte an ihr die „Eigenbewegung der Stimme", d. h. des musculus vocalis, der im A seine größte Länge, im I die größte Kürze aufweist. Ähnliches gilt für die Reihe O – Ö – E – I – E – Ö – O.

4. Doppellaute

Die deutsche Sprache enthält drei Doppellaute: EI / AI, AU und EU / ÄU. Für alle drei gilt, dass der Anlaut der Tonträger ist, der Auslaut dagegen nur kurz anklingt, sozusagen den Anlaut im Abschwellen nur kurz einfärbt. EI / AI und AU haben den Anlaut A, EU / ÄU das offene O, d. h alle drei beginnen mit langer, volltönender Stimme. So eignen sie sich als Ruflaute, haben Weite, große Schwingungen. Durch die zwei ineinander fließenden Vokale haben sie gute Stimmbewegung. Und doch zeigen sie unterschiedliche

Charaktere:

EI / AI ist relativ „klein", zierlich, gilt als Laut für Zärtlichkeit, Streicheln. Es besteht aus A und E (nicht I!), evtl. kann man sogar Ä als Auslaut denken, wenn das EI zu Enge und Festigkeit neigt. Ä bietet Leibanschluss und löst den zu festen Stimmeinsatz.

AU ist der Schmerzlaut, hat starke Impulskräfte, viel Lautkraft. Es kann A-O oder A-U gesprochen werden, je nach Ausdrucksgehalt. (Schlaffhorst bevorzugte A-U).

EU / ÄU bietet den weiträumigsten Klang. Das offene O wird eingetrübt durch ein angedeutetes Ü. Dieser Doppellaut verkörpert dunklen Glanz, Rembrandts düsteren Goldschimmer. Er eignet sich am besten als Ruflaut (Hoiho!), gibt Leibanschluss und Verbindung zum Kehlkopf. Der Wechsel vom offenen O zum Ü erschließt eine gute Verbindung zwischen Stimme und Lunge.

Eine Ausnahme in der Ausspracheregel gibt es: Wenn im Wort dem EU / ÄU ein E folgt, fällt das Ü weg, das offene O öffnet sich sofort zum offenen E = Ä. Beispiel: Feu-er = Foär.

3. Schlussbetrachtung

Aus allem Gesagten dürften die zu Anfang geäußerten Gedanken einsichtiger geworden sein: Die Erarbeitung der Sprachlaute fordert und aktiviert den gesamten Organismus. Er ist unser Instrument, wenn wir uns stimmlich und sprachlich äußern wollen. Clara Schlaffhorst und Hedwig Andersen haben also einen Weg aufgezeigt, wie wir unser Instrument bauen und stimmen können, um dann nach Herzenslust darauf spielen zu können, ohne den Organismus zu überfordern, sondern im Gegenteil ihn dadurch zu regenerieren.

Wir sind Spieler und Instrument zugleich. Und es gibt nicht sehr viele Spieler, deren Instrument willig das hervorbringt, was sie als Spieler denken und empfinden. D. h., dass die meisten von uns den Organismus vorbereiten und immer wieder „stimmig" machen müssen. Dabei müssen in vielen Fällen erhebliche Hürden abgebaut werden, sowohl im physischen wie im psychischen Bereich. Lautübungen sind sozusagen Fingerübungen, Sprechübungen die Etüden, die geübt sein wollen, bevor Literatur gut gespielt werden kann. Sind die Vorübungen aber gemacht, können wir in jeder Lebenssituation oder in jedem Gedicht und Lied jedes beliebige „Register" ziehen und damit ein freies Spielen gewährleisten, um Gedanken und Empfindungen adäquat, also überzeugend zum Klingen zu bringen.

LITERATURHINWEISE

Gallwey, W. Timothy
„Tennis und Psyche. Das innere Spiel"
Wila Verlag Wilhelm Lampl GmbH, München 1977
ISBN 3-87910-132-9

Hey, Julius (Bearbeitung Fritz Reusch)
„Der kleine Hey" „Die Kunst des Sprechens"
Verlag B. Schott's Söhne, Mainz 1956

Jacobs, Dore
„Die menschliche Bewegung"
A. Henn Verlag, Ratingen 1972

Köpp, Gisela
„Leben mit Stimme – Stimme mit Leben"
Die Atem- und Stimmkunst der Clara Schlaffhorst und Hedwig Andersen
Bärenreiter Verlag, 1995
ISBN 3-7618-1223-X

Schümann, Gertrude
„Die Atemschriftzeichen"
Verlag Florian Noetzel, Wilhelmshaven 1991
ISBN 3-7959-0616-4

„Kinderlieder"
Eigenverlag „Freundeskreis der Schule Schlaffhorst-Andersen e. V."

Seyd, Waltraut
„Schwingen und Atemmassage"
Neckar Verlag, Villingen-Schwenningen 1993
ISBN 3-7883-0306-9